临床中西医诊疗学

陈秋欣　等　主编

中国纺织出版社有限公司

内 容 提 要

本书分别从中医妇科、中医外科、中医骨伤等常见疾病的诊治进行阐述。该书在突出中医特色的基础上，较为详尽地介绍每一疾病的病因病机、症状或证候的辨证论治。是一本既具有临床实用价值，又能反映现代中医诊疗水平的参考用书。

图书在版编目（CIP）数据

临床中西医诊疗学 / 陈秋欣等主编 . -- 北京 : 中国纺织出版社有限公司 , 2021.11

ISBN 978-7-5180-8708-2

Ⅰ . ①临… Ⅱ . ①陈… Ⅲ . ①中西医结合—诊疗 Ⅳ . ① R4

中国版本图书馆 CIP 数据核字（2021）第 140080 号

责任编辑：邢雅鑫　　责任校对：高　涵　　责任印制：储志伟

中国纺织出版社有限公司出版发行

地址：北京市朝阳区百子湾东里 A407 号楼　邮政编码：100124

销售电话：010 — 67004422　传真：010 — 87155801

http：//www.c-textilep. com

中国纺织出版社天猫旗舰店

官方微博 http：//weibo.com/2119887771

三河市宏盛印务有限公司印刷印刷　各地新华书店经销

2021 年 11 月第 1 版第 1 次印刷

开本：787 × 1092　1/16　印张：6.75

字数：150 千字　定价：69.00 元

凡购本书，如有缺页、倒页、脱页，由本社图书营销中心调换

编委会

陈秋欣　黑龙江中医药大学附属第一医院

陈　晨　黑龙江中医药大学附属第二医院

陈　静　黑龙江中医药大学附属第二医院

王　迪　黑龙江中医药大学附属第二医院

吴　丹　黑龙江中医药大学附属第二医院

李　影　辽宁省盘锦市盘山县人民医院

前　言

中医药学是中华民族在五千年文化长河中留下的文化瑰宝，是中华民族长期以来在生活实践和与疾病斗争中积累的防病治病经验，是伟大的智慧结晶。我国民间医药以“简、便、廉、验”的特点广泛地服务于广大人民群众，在保障我国人民身体健康方面起到了至关重要的作用。现代中医临床诊疗技术运用传统的中医理论，结合现代科学技术在防治疾病、服务大众健康方面起到了至关重要的作用，其内容包括针灸治疗技术、经络穴位诊断技术、骨伤推拿治疗技术及特殊药物、特殊器械诊疗技术等。但中医学的诊疗技术还在不断发展，为学习和提高中西医结合诊疗水平的需要，规范临床诊断、治疗工作，提高医疗服务的质量，加强医疗工作的管理，提高防治水平。我们在参考大量相关文献的基础上编写了这本《临床中西医诊疗学》，以期对相关医务工作者有所帮助。

全书共分三章，详细介绍了中医妇科、中医外科疾病、中医骨伤常见病的病因病机、诊断、鉴别诊断、辨证施治、预防调护等。本书有较强的科学性和实用性，是一本对医疗、教学和研究工作者有实用价值的参考书，尤其适合于一线工作者参考，有利于指导解决在工作中遇到的实际问题。然而医学的发展日新月异，中医学的未来发展还有待于医学界同道共同开拓和探讨。

尽管在本书编撰过程中各位编者都付出了辛勤劳动，对稿件进行了多次认真修改，尽可能把最新成果呈献给读者，但由于水平有限，书中难免存在不足之处，恳请广大读者来信、来函批评指正。

陈秋欣

2021 年 3 月

目　录

第一章　中医妇科

第一节　概述

一、中医妇科学的特色和优势

中医妇科学是运用中医学的理论研究妇女生理、病理特点和防治妇女特有疾病的一门临床学科。因妇女具有经、孕、产、乳的生理特点，必然会有经、带、胎、产、杂等特殊疾病的发生，故其临床研究范围主要包括月经不调、崩漏、带下病、妊娠疾病、产后病、杂病等。

（一）特色

中医妇科学经过数千年的发展，形成了自身的特色：

（1）与西医妇科学的理论体系不同，解决临床问题的侧重点也不同。中医妇科学是在中医内科学的基础上，根据妇女特殊的生理病理特点以中医四诊及辨证论治为主要手段，以内服药物为主，兼顾中医外治法来诊治妇科疾病，故其具有内科性质但又有别于中医内科的临床学科。而西医妇科学就其性质及其解决临床问题的方法来看，其基本上属于外科性质的。

（2）尽管中西医的基础理论及思维方式不同，但这两者的研究对象相同，故随着医学的发展，现代科技与西医妇科学必然对中医妇科学产生影响，并且两者之间的关系会越来越紧密。

（3）现代中医妇科学的诊疗特色及诊治思路是借鉴西医妇科学的诊断方法，进行中西医病名诊断，并在此基础上进行辨病及辨证论治来扩大中医妇科学的临床诊治范围和提高临床疗效。

由于中医妇科学具有以上特点，这就逐渐形成了中医妇科学自身的优势。其最大的优势是运用中医整体观念和辨证论治的临床思维，以人为本，通过调动和调节人机体自身的功能来祛除疾病，不伤害和破坏人体的生理结构，重在一个“调”字。在治疗上，内外兼治，整体调节，药物疗效好，副作用少，使用方便，价格便宜。其优势具体体现在以下六个方面：临床疗效确切、用药相对安全、服务方式灵活、费用比较低廉、创新潜力巨大和发展空间广阔。调经、助孕、安胎及疑难杂症是发挥中医妇科学特色和优势所在。如月经病：运用中药人工周期（月经期活血调经；经后期滋阴养血；经间期活血通经；经前期活血通经）的治疗。不孕症：不孕症病因繁多，治疗也比较困难，中医药治疗本病有一定特色。如中药调周序贯法用于女性排卵障碍性不孕症，卵泡期重在滋补肝肾、养血调经促卵泡发育，排卵期加温阳活血之品以促排卵，黄体期以温补脾肾为主补黄体，经期则活血通经。对于输卵管阻塞性不孕，采用辨证与辨病相结合的方法，中药口服加保留灌肠、外敷、静脉点滴等多途径给药；对于免疫性不孕采用滋阴降火补肾法治疗均能取得较好的临床疗效。慢性盆腔炎：慢性盆腔炎是妇科常见病、多发病，病程长，缠绵难愈。运用中医内外结合多途径给药综合治疗慢性盆腔炎，效果明显优于西医抗感染治疗。子宫内膜异位症：该病发病率近年来明显增高，主要表现为剧烈痛经，影响其正常生活、工作，有时服止痛药都难以缓解，年轻患者还伴有不孕，高达40%，给其身心造成很大痛苦。治以活血破瘀、行气止痛为法，能明显缓解痛经症状，使部分患者受孕，并且不影响正常月经，复发率低，无西药副作用。

（二）优势

如何坚持中医妇科特色发挥优势，基本对策如下。

（1）继承发展创新中医学术，对妇科的经、带、胎、产、杂病有所作为。中医的灵魂在学术，学术的基础在临床，临床的关键是疗效。发展中医学术最重要的是要对妇科学的常见病、多发病及疑难杂病治疗有很好的临床疗效。首先是要辨病与辨证相结合，对妇科学的常见病、多发病及疑难杂病，中医药又有相对优势的病种，逐个进行辨证分型，确定治疗原则、选用方药和调理防护等。在探讨总结疾病的辨证分型论治时，应将现成的研究成果和诸多疗法吸纳进去。病名、诊断和疗效标准都可借鉴现代西医学的研究成果，既符合临床实际，又体现辨病与辨证结合，创新和规范了中医的临床辨证。其次是要千方百计丰富中医的临床疗法，改变靠内服药为主的现状。既要继承总结前人已有的治疗方法，又要创造新的疗法，尤其要重视运用综合疗法，既能提高临床疗效、缩短疗程，又易于被患者接受，扩大中医临床阵地。

（2）选择优势病种，建设好专科专病。中西医学比较而言，优势主要体现在疗效更高、疗程更短、方法更简易、价格更低廉、毒副作用更小。如月经病、妊娠疾病（先兆流产、习惯性流产、妊娠剧吐）、带下病、不孕症、多囊卵巢综合征、子宫内膜异位症等疾病均为中医妇科的优势病种。其优势表现在全程或一个或多个环节上（临床疗效好、药物副作用小等），我们就是要针对这些具有优势的疾病，运用中医药为主或中西医结合进行治疗。要建设中医妇科专科专病，形成中医专家群，专门诊疗技术、专门的协定处方或制剂，研制中药新药取得明显优于其他疗法的临床疗效。只有这样，中医妇科学的学术水平、临床疗效、社会认可度、市场选择度将会进一步得到提高，同时中医行业的核心竞争力将会进一步增强。

（3）坚持“能中不西，走中西医结合道路”的方针。针对优势病种尽可能地使用中医药治疗，提高中医治疗率及中西医结合治疗率，发挥中医特色和优势。中西医结合，优势互补。中医药在治疗月经病、防治自然流产方面已经取得满意的疗效。而现代研究表明补肾健脾中药（山药、党参、黄芪等）有调节妊娠期内分泌、免疫功能等的作用。补肾药（菟丝子、仙灵脾等）具有激素样作用，这正是中医药在调经、助孕、安胎方面具有优势的物质基础。又如生殖道感染等的综合性治疗采用以中医为主的综合性治疗方案（中药内服、外敷、中药保留灌肠、TDP及微波治疗等，必要时结合西药）治疗急慢性盆腔炎、输卵管炎、子宫内膜炎、盆腔淤血综合征等，也有良好的疗效，消除或明显减轻患者的痛苦，提高生存质量和改善生殖健康。再如输卵管性不孕已成为导致女性不孕的首要因素。由于导致输卵管不通或不全梗阻的感染、损伤、流产等致病因素多元化，使治疗难度越来越大。特别是病原体多样化及长期不规范的用药，导致菌群失调，即使有些患者临床症状很轻微，甚至无症状但后果严重。这也常被患者和医师忽视，或错误评估，一味诱发排卵，实则收效甚微。临床实践证明，明确病因，选择不同的治疗对策，个性化的方案收效甚佳。对于输卵管因感染所致，多采用中医综合治疗，如腹部外敷、中药保留灌肠、TDP照灯、妇科微波、口服中药和静滴中药针剂；对于壶腹部及伞端粘连积液，可行腹腔镜下手术治疗；对于宫角部或峡部梗阻，可行输卵管介入再通术，术后辅以益气活血化瘀的中药治疗等，提高临床疗效。

总之，中医妇科学是一门非常具有中医特色的临床学科，它是按照整体观念、辨证论治及辨病辨证相结合的临床思路来诊治经、带、胎、产、杂病，其中月经病、盆腔炎性疾病、不孕症、先兆流产、习惯性流产、围绝经期综合征等中医的优势病种，临床疗效显著。由于中医妇科学具有内科性质，所以在妇科手术及运用现代技术方面还存在不足。为了能更好地为广大妇女的健康服务，尤其是生殖健康方面，我们在继续发挥中医特色及优势的同时必须坚持走中西医结合道路的方针，以人为本，尽一切所能提高临床疗效。以上是本人对中医妇科学特色和优势的粗浅认识。

二、中医妇科学的研究思路

中医妇科在理论研究、临床研究和应用现代科学技术进行实验研究方面均有较大的进展。学术水平不断提高，获得许多研究成果。大量的论文和专著使中医妇科的理论宝库更加充实和丰富。然而在中医妇科学领域内尚有许多亟须研究的问题，有待进一步的深入探讨。

（一）理论研究

中医妇科文献浩如烟海，需要对古今中外文献进行系统的整理与研究，形成文献数据库，达到资源共享。由专业学会组织全国的专家学者对中医妇科的病名、症候、名词术语的含义进行深入的研究，对其内涵与外延进行严格的界定。如脏腑、经络的内涵，尤其是冲、任、督、带等奇经的实质、血海的含义、肾—天癸—冲任—子宫与神经—内分泌—免疫网络的相关性等。中医病因学说重视情志因素、环境因素、体质因素在疾病发生与发展过程中的作用，但对其致病的机制及其物质基础，目前尚未完全明了，有深入研究的必要。

（二）临床研究

临床研究应以提高临床疗效为核心。中医重要特色是辨证论治，但诊断与鉴别诊断也很重要，辨证还需与辨病结合，使治疗更有针对性。应建立统一的诊断、辨证与疗效标准，采取随机分组、盲法对照等原则，进行严格、规范的临床研究，对临床疗效做出科学与客观的评价。对名中医的临证经验，应进行系统的收集、整理，分析和归纳其诊疗与用药规律，并做进一步的临床验证。对病与证的关系、症候的实质等问题，还有待进行深入的研究。以中医基础理论与诊法，结合现代的神经—内分泌—免疫网络学说、基因组学、蛋白质组学等进行宏观与微观的探讨，将有可能在理论上有所创新，技术上取得突破。近40年来，对肾虚、血瘀的研究有较大的进展，在治疗崩漏，闭经、痛经、胎漏、胎动不安、滑胎、异位妊娠、子宫内膜异位症、不孕症等方面取得较好的疗效，但某些机制尚未清楚，仍需研究和探索。对妊娠高血压疾病、子宫颈癌、子宫内膜癌、卵巢癌等严重危害妇女健康与生命的病症，中医将如何解释其机制及进行有效的防治，都是值得研究和解决的问题。

（三）方药研究

中药全部取自天然的动、植物及矿物。近来世界各国均有“回归自然”的倾向，故天然药物日益受到重视，中医药的研究也日渐广泛。中药品种繁多，成分复杂，其功效也非单一。通过临床与实验的研究，许多中药已被发现有新的效用，因而扩展了应用的范围。

中药复方的研究是方药研究的重点。临床上中药的应用多数采用复方的形式，中药方剂的历史悠久，仲景的经方、后世的时方以及现代的验方各有其特色与效用。中药复方的作用往往是多方面的，其作用机制也常常是多环节、多层次、多靶点的。研究中药复方的作用，要在中医药理论的指导下，探索方剂药物的配伍规律及其剂量的配比，采取多中心、规范化的临床验证，或通过病理与症候模型的复制，深入研究中药复方的作用机制及其物质基础。

单味中药以及中药有效部位与成分的研究也具有重要的应用前景。在妇科领域，抗生育中药的研究取得了初步进展。如天花粉不仅可以清热润燥、生津止渴，天花粉蛋白具有抗肿瘤、抗生育的作用，临床上已应用于终止妊娠，并可用于异位妊娠的杀胚治疗。芫花、甘遂除有逐水利湿之功效，其提取物也有抗生育作用，芫花萜已用于引产。此外，葛根、茜草、莪术、紫草等中药的提取物已被发现对实验动物有抗生育作用，有待进一步研究。又如黄精既有滋养强壮之效，也具有抑制结核杆菌的作用；益母草、蒲黄有活血化瘀的功效，也能促进子宫收缩，对子宫收缩乏力所致的子宫出血有良好的止血作用。利用现代科学方法提取和研究中药的各种有效成分，开拓应用，是具有广阔前景的研究方向。

中药给药途径及其剂型的研究在近几年也有较大的发展。许多古方和名医的验方、秘方已经贡献给全社会，研制成各种剂型的中成药，其药理作用也通过实验和临床的验证被逐步阐明。中药的剂型已不再局限于传统的膏、丹、丸、散，而是根据治法的需要和方药的功效制成各种剂型，如胶囊、颗粒冲剂、浓缩口服液、喷雾剂、注射剂、栓剂、泡腾剂、凝胶剂、灌肠液等等，给药途径多样化，从而提高了药物的疗效，也便于对危急重症的救治。中药提取工艺与中药剂型的研究尚需继续深入进行。

（四）学科建设与人才培养

学科建设和人才培养是学术发展的重要保证。要加强学科的内涵建设，凝练学科研究方向，继承老一辈中医妇科专家的学术思想与临证经验，建立团结协作、具有开拓精神、年富力强、学历、学缘与知识结构合理的学术梯队，培养精通中医妇科理论并掌握现代研究手段与管理方法的中青年学术带头人和学术骨干，加强临床研究与应用基础研究，力求在理论上有所创新，在诊疗技术上有所突破。增强学科之间的交流与合作，加强学科实验室建设，瞄准学科前沿，开展深入的科学研究，力争取得高水平的研究成果。

第二节　女性生殖系统炎症

一、外阴炎

外阴炎是指外阴皮肤或黏膜发生炎症变化，如肿胀、充血、糜烂或灼热、疼痛等病症的统称，包括非特异性外阴炎、特异性外阴炎、接触性外阴炎等。

本病相当于中医学阴痒、阴疮、阴痈等范畴。《诸病源候论·妇人杂病诸侯》云："妇人阴痒，是虫食所为。三虫九虫在肠胃之间，因脏虚虫动作，食于阴，其虫作势，微则痒，重者乃痛。"又云："肾荣于阴器，肾气虚……为风邪所乘，邪客腠理，而正气不泄，邪正相干，在于皮肤故痒。"宋代陈言在《三因极一病症方论》中论述阴疮的症候及病机云："或痛或痒，如虫行状，淋露脓汁，阴蚀几近，皆由心神烦郁，胃气虚弱，致气血留滞。"明代张三锡在《医学准绳六要》中主张"阴中痒，亦是肝家湿热，泻肝汤妙"，同时又指出"瘦人燥痒属阴虚"。《景岳全书·妇人规》总结："妇人阴中生疮，多湿热下注，或七情郁火，或纵情敷药，中于热毒。"

（一）病因病机

发病机制有虚实两端，实证多由摄生不洁，湿毒内侵，或嗜食肥甘厚味酒酪辛热之品，湿热之邪稽留于肝经，或肝木侮脾土，脾虚生湿，肝经郁热夹脾湿下注于外阴；虚证多由病久耗伤精血，阴血不足，阴户失养，化燥生风所致。

西医学认为外阴炎有特异性和非特异性感染两种。特异性如念珠菌、滴虫感染为主；非特异性如葡萄球菌、大肠杆菌感染等。临床以非特异性感染多见。此外，外阴炎还可继发于其他局部及全身疾病，如宫颈炎、宫颈癌、阴道炎等病症的分泌物刺激，或经血、恶露过多过久刺激，或糖尿病患者尿糖的理化性物质刺激，或医源性药物过度刺激作用，或外阴局部营养不良、维生素缺乏等都可导致外阴炎。

（二）诊断

1. 病史

可有皮肤破损史。或有阴道炎、宫颈炎、盆腔炎病史，或有糖尿病病史。

2. 临床表现

（1）急性炎症外阴灼热瘙痒、疼痛、外阴有糜烂、溃疡时，则有脓性分泌物，或有阴道分泌物增多，并伴尿痛、性交痛等症。

（2）慢性炎症外阴瘙痒不适，可伴尿痛、性交痛等。

3. 检查

（1）妇科检查：急性炎症可见外阴、大小阴唇、阴蒂肿胀充血，严重时可有糜烂、溃疡、湿疹等。慢性炎症可见外阴皮肤增厚、粗糙、皲裂。

（2）辅助检查：外阴分泌物涂片或培养可有细菌、假丝酵母菌、滴虫等病原体生长。

（三）鉴别诊断

贝赫切特病（旧称白塞病）即眼—口—生殖器综合征，外阴溃疡可发生于大小阴唇、子宫颈、阴道，并可见于阴股皱襞、肛门、会阴等部位，常伴有口腔黏膜溃疡、眼炎，病程缓慢，时间长，反复发作。与外阴炎仅发生于外阴皮肤、黏膜者不同。

（四）辨证施治

主要病因为湿热下注或浸渍外阴，故治疗以清热利湿为主，根据"治外必本诸内"的原则，采用内服外治，整体与局部相结合施治。并应查找原因，针对病因进行治疗。

1. 湿热下注证

[临床症候] 外阴肿胀瘙痒，灼热疼痛，充血或糜烂、溃疡，局部分泌物增多，带下色黄质稠，有秽臭，烦躁易怒，口干口苦，小便黄，大便秘，苔黄腻，脉弦数。

[辨证依据]

（1）素体肝郁脾虚。

（2）外阴瘙痒，灼热疼痛，红肿或溃疡，小便黄，大便秘。

（3）苔黄腻，脉弦数。

[治则] 清肝利湿。

[方药] 龙胆泻肝汤（方见带下过多）。

2. 湿毒浸渍证

［临床症候］外阴疼痛、肿胀、充血、溃疡，分泌物多，色黄呈脓水，小便黄，大便秘，或带多色黄，舌红，苔黄糙，脉数。

［辨证依据］

（1）有皮肤破损史。

（2）外阴疼痛、红肿、溃疡，渗流脓水，小便黄，大便秘等。

（3）舌红，苔黄糙，脉数。

［治则］清热解毒。

［方药］五味消毒饮（方见带下过多）加土茯苓、蚤休、薏苡仁、萆薢。

3. 阴虚血燥证

［临床症候］阴部皮肤粗糙、增厚，瘙痒或疼痛不适，伴头晕耳鸣，双目干涩，五心烦热，口干咽燥，舌红绛，苔少，脉细数无力。

［辨证依据］

（1）素体肝肾阴虚。

（2）阴部皮肤粗糙、增厚，瘙痒或疼痛不适。

（3）舌红绛，苔少，脉细数无力。

［治则］滋阴清热，养血润燥。

［方药］四物汤（方见妊娠大便难）合杞菊地黄汤（方见月经先后无定期）加鸡血藤、制首乌、桑葚子、白蒺藜。

（五）其他疗法（外治）

（1）石膏、寒水石、野菊花，水煎外洗，每日 1 ～ 2 次。

（2）荆芥穗、蛇床子各 30 g，水煎坐浴，每日 1 ～ 2 次。

（3）锡类散或青黛散外涂外阴局部溃疡处，每日 1 ～ 3 次。

（4）黄檗末 30 g，鸡蛋清适量，调匀后涂擦患处。

（5）用 1 ∶ 5 000 高锰酸钾溶液冲洗外阴，擦干后涂以磺胺软膏或抗生素软膏如金霉素软膏、四环素软膏。形成慢性皮炎时用丙酸倍氯美松乳膏外涂，每日 1 ～ 2 次。

急性外阴炎可用紫外线、超短波、微波治疗；亚急性、慢性外阴炎可用超短波、微波、红外线治疗。

（六）预防与调护

（1）保持外阴清洁干燥，避免搔抓引起皮肤破损。

（2）衣着宜松软舒适，尤其是经期、产后，宜穿棉质内裤，不宜使用紧身、化纤内衣。

（3）注意卫生用具与内裤的消毒。

（4）念珠菌或滴虫性外阴炎，夫妇双方应同时治疗，避免交叉感染。

二、前庭大腺炎

本病属于中医“阴肿”“阴疮”的范畴。首见于《金匮要略·妇人杂病脉证并治》：“少阴脉滑而数者，阴中即生疮，阴中篇蚀疮烂者，狼牙汤洗之。”

本病相当于中医学的阴疮。

（一）病因病机

本病多因经期、产后摄生不慎，房事不洁，经期性交，热毒外侵，或过食辛辣、肥甘厚味，或情志不畅、肝郁化火，火热相煽，与气血象搏而致外阴肿痛。

（二）诊断

1. 病史

可有不洁性交史，或不洁水源接触史。

2. 临床表现

急性期外阴一侧疼痛、肿胀，甚至发生排尿痛，不能走路，成脓时疼痛加重，活动受限，常伴有发热等全身症状。

3. 检查

（1）妇科检查：可见一侧大阴唇下 1/3 处红肿，触之有硬结，皮肤发热，压痛明显。脓肿形成时见局部红肿，肿块可增大如鸡蛋大或鸭蛋大小，触之有波动感，并有明显触痛，由于脓腔内压力增大，使表面皮肤变薄，脓肿可自行破溃流出脓液。

（2）实验室检查：急性期白细胞升高；前庭大腺分泌物培养，有助确定致病菌。

（三）辨证施治

本病属于热毒证。

［临床症候］初期阴户一侧或两侧忽然肿胀疼痛，行动艰难，或肿处高起，形如蚕茧，不易消退，3～5日便欲成脓，并可自行溃破，或溃后脓多臭秽而稠，伴恶寒发热，口干口苦，食欲缺乏，大便秘结，小便涩痛，舌苔黄腻，脉滑数。

［辨证依据］

（1）可有外阴不洁史。

（2）阴户一侧或两侧忽然肿胀疼痛，或成脓，或脓肿自行溃破。

（3）恶寒发热，口干食少，大便秘结，小便涩痛，舌苔黄腻，脉滑数。

［治则］清热解毒，活血化瘀。

［方药］五味消毒饮（方见带下过多）合仙方活命饮《校注妇人良方》加减。

穿山甲，皂角，刺天，花粉，贝母，冬瓜仁，白芷。

阴部红肿甚者，加丹皮、赤芍；高热者，加水牛角、白花蛇舌草；脓已溃破，去皂角刺、穿山甲，加败酱草、蒲公英。

（四）其他疗法

1. 外治

（1）连翘 15 g，金银花 15 g，野菊花 20 g，紫花地丁 15 g，黄檗 20 g，玄参 15 g，水煎熏洗，坐浴时药液温度与皮肤相适，每日 1～2 次，每次 15～20 分钟。

（2）石膏 30 g，寒水石 30 g，野菊花 30 g，水煎熏洗外阴，每日 1～2 次，每次 15～20 分钟。

（3）新鲜蒲公英 60 g，捣烂敷患处。

（4）金黄散，浓茶调敷患处，每日 3 次。用于红肿未溃脓时。

（5）冰硼散，扑患处，每日 2 次。

2. 手术

（1）前庭大腺脓肿切开引流术：在小阴唇内侧，脓肿下方做一长约 2 cm 的切口，排出脓液，用 1 ∶ 5 000 的呋喃西林溶液冲洗囊腔后，脓腔放置胶片引流。

前庭大腺脓肿单纯切开引流只能暂时缓解症状，切口闭合后，仍可形成囊肿或反复感染。

（2）前庭大腺脓肿切开引流并造口术：手术同上，脓腔冲洗后，将囊壁与相邻的黏膜间断缝合，脓腔放置胶片引流。此术式既解决了引流问题，又保留了前庭大腺功能，目前多选用。

3. 针刺法

主穴：委中、太冲、阳陵泉、合谷、次髎。若高热者，加曲池、大椎。

手法：委中针刺 1 寸，太冲直刺 1 寸，提插泻法。阳陵泉直刺 1 寸，使针感向下放散。合谷直刺 1 寸，泻法，至局部胀麻感。次髎穴直刺 1 寸，使针感向小腹或前阴放散。曲池直刺 1.5 寸，提插或捻转泻法。大椎直刺 1.5 寸，捻转泻法（《中医妇科治疗大成》）。

4. 穿刺注射法

局部消毒后，局麻下于巴氏腺囊肿较低处穿刺，抽出囊内液，再注入无水乙醇或复方丹参注射液，注射量为囊内液的 2/3，保留 30 分钟后抽出，最后再注入无水乙醇或复方丹参注射液，量为囊内液的 1/2 或 1/3，1 周后复诊。

局部红肿明显者勿用（《妇产科疾病中医治疗全书》）。

（五）转归与预后

当急性前庭大腺炎消退后，脓液被吸收可形成囊肿。及时治疗，预后良好。

三、宫颈炎

宫颈炎症是妇科常见病之一，包括宫颈阴道部炎症和宫颈管黏膜炎症。正常情况下，宫颈具有免疫防御功能，是阻止病原体进入上生殖道的重要防线。但宫颈容易受到性交、分娩和宫腔手术操作的损伤，因此在性活跃期易发生感染，成为育龄妇女的常见病。

宫颈炎有急性与慢性之分，急性宫颈炎多发生于产褥感染、感染性流产，或与尿道炎、膀胱炎、阴道炎、子宫内膜炎并存。慢性宫颈炎可由急性期转变而来，或因经期、性生活不洁引起，临床最多见，约占已婚妇女半数以上，如得不到及时治疗，可引起上生殖道炎症，部分患者还可能发生宫颈上皮内瘤样变及宫颈癌。因此积极预防和治疗宫颈炎，对维护妇女健康，预防宫颈癌有重要意义。

宫颈炎因其以带下增多、色质气味异常改变为临床主要症状，故属中医学带下病范畴。

（一）病因病机

主要病机为任脉不固，带脉失约，胞脉气血失和。急性者多为湿热或热毒偏盛之实证。而慢性者表现为湿热之邪邪势不盛，但子门气血壅滞。湿阻气滞血瘀则见宫颈肥大；血络瘀滞，邪瘀致腐则见宫颈糜烂；淤积结聚则见宫颈息肉；湿阻痰凝则见囊泡等病变。

（二）诊断

1. 病史

常有分娩、流产及妇产科手术损伤史，或经期不卫生，不洁性生活史等。

2. 临床表现

宫颈炎主要症状是白带增多，由于病原体、炎症的范围及病程不同，白带的量、质、色及气味也不同，可呈乳白色黏液状或淡黄色脓性，如息肉形成时易有血性白带或性交后出血。宫颈炎急性阶段多伴有腰骶疼痛及小腹坠胀疼痛，经期、性交时疼痛加重。部分慢性宫颈炎患者也可出现类似症状。此外，宫颈炎尚可并发不孕、盆腔炎，因而出现相应的症状。

3. 检查

（1）妇科检查：急性宫颈炎可见宫颈充血、肿胀，有脓性白带从宫颈口流出，量多，严重者宫颈表面上皮剥脱、坏死、溃疡。慢性宫颈炎可见子宫颈有不同程度的糜烂、肥大，有时质硬，有时可见息肉、裂伤、外翻及宫颈腺囊肿，触诊有时感到宫颈质地较硬，宫颈糜烂或宫颈息肉可有接触性出血。

（2）辅助检查。

1）阴道分泌物做涂片检查：查找病原体。应做淋病奈瑟菌和衣原体检查。

2）宫颈细胞学检查：是防癌普查的重要措施。方法有宫颈刮片、宫颈管吸片和薄层液基细胞学检查，目前多采取以 TBS 分类法的 TCT 检查。可及时发现宫颈上皮内瘤样变和宫颈癌。

3）阴道镜检查：宫颈细胞学检查结果为 ASC-US、ASC-H 的患者应进一步做阴道镜检查，以排除 CIN 或宫颈癌。

4）宫颈活体组织病理检查：为确诊宫颈鳞状上皮内瘤样变最可靠的方法。

5）宫颈管分泌物细菌培养及药物敏感试验：可明确病原体并指导用药。

（三）鉴别诊断

1. 宫颈上皮内瘤样病变（CIN）

是与宫颈浸润癌密切相关的一组癌前病变，它反映宫颈癌发生发展中的连续过程。根据异型性细胞占据宫颈上皮层内的范围及细胞的异型性，CIN 分为 3 级。CIN 病史和症状无特异性，妇科检查肉眼观与慢性宫颈炎不易鉴别。对生育年龄的妇女，在做出慢性宫颈炎的诊断之前要先排除 CIN。通过宫颈细胞学检查、阴道镜、宫颈活检病理学检查，诊断 CIN 并不困难。

（1）宫颈细胞学检查：为最简单的宫颈鳞状上皮内瘤变的辅助检查方法，可发现早期病变。生育年龄的妇女应定期做宫颈刮片或刷片细胞学检查，每 1 ～ 2 年 1 次。如发现异常细胞（TBS 中 ASC 及其以上，或巴氏染色Ⅲ级及Ⅲ级以上），可做阴道镜检查，进一步明确诊断。

（2）阴道镜检查：应注意宫颈移行带区内无血管的醋酸白色上皮、点状血管、异形血管。在上述病变区域活检，可以提高诊断的准确性。对细胞学阳性阴道镜阴性的病例，应刮取宫颈管内组织（ECC）或用宫颈管（brush）刷取材做病理学检查，排除颈管型 CIN。

（3）宫颈活组织检查：为确诊 CIN 最可靠的方法。任何肉眼可见病灶均应做单点或多点活检。如无明显病灶，可选择宫颈移行带区约 3 点、6 点、9 点、12 点处活检，或在碘试验不染色区取材，提高确诊率。活检最好在阴道镜引导下进行，可以提高检出率。

2. 子宫颈癌

宫颈接触性出血或血性白带，或见宫颈有乳头状突起。宫颈赘生物为扁平或水滴样红色质软，通过活体组织病理检查即可确诊。

3. 黏膜下子宫肌瘤

黏膜下子宫肌瘤向子宫黏膜面突出子宫腔，蒂长时则在宫缩后可将肿瘤排出宫颈外，悬于阴道内。一般有蒂连在宫腔，手指压之较硬较圆，通过病理检查可确诊。

（四）辨证施治

1. 脾气虚弱

［临床症候］带下量多，色白或淡黄，质黏稠，无臭气，绵绵不断，或面色皖白，精神倦怠，食欲不振，大便溏泻，舌淡胖边有齿痕，苔白或腻，脉缓弱。

［辨证依据］

（1）素体脾虚，或饮食不节俭。

（2）带下量多，色白或淡黄，质黏稠，无臭气，绵绵不断。

（3）舌淡胖边有齿痕，苔白或腻，脉缓弱。

［治则］健脾益气，除湿止带。

［方药］完带汤（方见带下过多）。

气虚重者，加黄芪；纳呆者，加砂仁、厚朴；带下日久，加芡实、金樱子、乌贼骨、白果；脾虚及肾者，加续断、杜仲、菟丝子。

2. 湿热蕴结

［临床症候］带下量多，色黄质稠，或为赤带，或赤白相兼，有臭气，口苦口腻，脘闷少食，或伴小腹疼痛，大便溏而不爽，小便短黄，舌红，苔黄腻，脉滑数或弦数。

［辨证依据］

（1）素体湿热体质，或经行产后，摄生不慎，或妇科手术损伤，或不洁房事史。

（2）带下量多，色黄质稠，或为赤带，或赤白相兼，有臭气。

（3）舌红，苔黄腻，脉滑数或弦数。

［治则］清热利湿止带。

［方药］止带方（方见带下过多）。

3. 湿毒内蕴

［辨证依据］

（1）经期产后摄生不慎，或妇科手术损伤，或房事不洁，感染邪毒、病虫等病史。

（2）宫颈充血、水肿甚，带下量多，色黄绿如脓，或赤白相兼，其气臭秽，阴部肿痛、灼热。

（3）舌红，苔黄或黄腻，脉滑数。

［治则］清热解毒，除湿止带。

［方药］五味消毒饮（方见带下过多）加白花蛇舌草、椿根皮、皂角刺。

腰骶酸痛，带下恶臭难闻者，加半枝莲、穿心莲、鱼腥草；小便淋痛，兼有白浊者，加土牛膝、虎杖、甘草梢。

（五）其他疗法

1. 物理治疗

激光疗法、冷冻治疗、红外线凝结疗法、微波疗法、宫颈火烫疗法等可以选择应用，其原理是将宫颈糜烂面单层柱状上皮破坏，使其坏死脱落后，为新生的复层鳞状上皮覆盖。如为未产妇，不推荐使用。治疗时间在月经干净后 3 ～ 7 日内，术后 2 个月禁止性生活和盆浴。

2. 手术

（1）用于宫颈肥大，糜烂面深广，上述治疗无效，或宫颈细胞学检查提示非典型增生，或可疑早期宫颈癌者，可考虑做宫颈锥形切除术，并送病理检查；子宫颈陈旧性撕裂及外翻者，可做宫颈修补术。

（2）对小的宫颈腺囊肿，无临床症状可不予处理；如囊肿较大，可用针刺破，使囊液排出即可，或用微波、激光治疗。

（3）对子宫颈息肉，用止血钳自其根部夹住旋转拧掉，将息肉送病理学检查。对大的息肉或蒂粗者，摘除后可在断端电灼或用重铬酸钾烧灼止血，也可用缝扎法以防止出血。

3. 外治

（1）先用1‰苯扎溴铵洗净宫颈，将双料喉风散喷布患处，每日1次，连用10日。

（2）保妇康泡沫剂，喷布宫颈糜烂处，每日1次，连用10日。

（3）宫颈炎康栓，置放于阴道穹隆部，隔日1次，20日为1个疗程。

（4）妇炎灵，每次2粒，塞入阴道深部，每日1次。

（5）博性康药膜，每晚2片，塞入阴道。10日为1个疗程。

（6）外用溃疡散，每日1支，喷布宫颈糜烂处，连用20日。

（7）消糜栓，置放于阴道深部宫颈处，隔日1次，8日为1个疗程。

（六）转归与预后

（1）宫颈炎的急性期治疗不彻底，可转变为慢性宫颈炎。

（2）慢性宫颈炎经久不愈，可能导致不孕；也有发生癌变的危险。

（3）宫颈息肉摘除后，仍有可能复发。

（4）经药物治疗与物理治疗无效，或有宫颈肥大，或糜烂面深而广，且累及宫颈管者，可考虑做宫颈锥切术，如合并有子宫疾病需要手术者，应将全子宫切除，以免发生宫颈癌变。

（七）预防与调护

（1）注意卫生，保持外阴清洁，防止病原菌侵入。房事有度，注意性卫生，配偶要注意清除包皮垢。

（2）实行计划生育，采取避孕措施，尽量避免多次人流对宫颈的机械性损伤。同时妇科手术操作要严格无菌，动作轻柔，防止医源性的感染、损伤。分娩时宫颈裂伤应及时缝合，并使用抗生素。

（3）注意经期、流产期及产褥期卫生，经期、产后应严禁性交、盆浴，避免致病菌乘虚而入。经期应停止局部用药，用药期间禁止房事。

（4）定期做妇科检查，发现宫颈炎症予以积极治疗。

（5）注意锻炼身体，适当注意营养卫生，保障身心健康。

（6）饮食有节，忌食辛辣及油腻之品，以免湿热缠绵难去，病情反复。

四、急性盆腔炎

女性内生殖器官（包括子宫、卵巢、输卵管、盆腔结缔组织、盆腔腹膜等）的急性炎症，称急性盆腔炎。临床特征与中医学的热入血室较相似。根据其发病部位的不同，可有急性子宫内膜炎、急性子宫肌炎、急性输卵管炎、输卵管积脓、输卵管卵巢脓肿、急性盆腔结缔组织炎、急性盆腔腹膜炎。严重时导致败血症及脓毒血症，引起中毒性休克，危及生命。

（一）病因病机

急性盆腔炎多在产后、流产后，宫腔内手术处置后，或经期卫生保健不当，邪毒乘虚侵袭，稽留于冲任及胞宫脉络，与气血象搏结，邪正交争，而发热疼痛，邪毒炽盛则腐肉酿脓，甚至泛发为急性腹膜炎、感染性休克。

（1）热毒炽盛经期、产后、流产后，手术损伤，体弱胞虚，气血不足，房事不洁，邪毒内侵，客于胞宫，滞于冲任，化热酿毒，致高热腹痛不宁。

（2）湿热瘀结经行产后，余血未净，湿热内侵，与余血象搏，冲任脉络阻滞，瘀结不畅，则瘀血与湿热内结，至于少腹，则腹痛带下日久，缠绵难愈。

（二）诊断

1. 病史

可有经期性交，产褥期感染，宫腔、宫颈、盆腔手术史，或盆腔炎症反复发作病史等。

2. 临床表现

急性病容，寒战高热，腹痛拒按，黄带增多，似脓秽臭，腰脊酸痛，头痛纳减，月经期发病可出现月经过多，经期延长；伴腹膜炎时可有恶心呕吐，腹胀腹泻；炎性肿块形成时可有局部压迫刺激症状，或有尿频、尿痛，排便困难，里急后重等症。

3. 检查

（1）妇科检查：阴道黏膜充血，黄色脓性分泌物增多；宫颈充血水肿，明显举痛，后穹隆明显触痛，宫体正常大小或略大，有压痛，或活动受限；子宫两侧压痛明显，如为单纯输卵管炎，可扪及增粗的输卵管，压痛明显；如为输卵管积脓或输卵管卵巢脓肿，则可扪及包块，且压痛明显，不活动；有宫旁结缔组织炎时，可扪及宫旁一侧或两侧片状增厚，或两侧宫骶韧带水肿增粗，触痛明显；伴有腹膜炎时，可有下腹压痛、反跳痛、腹肌紧张等腹膜刺激症状。

（2）实验室检查：血常规检查白细胞明显增多，中性粒细胞升高；红细胞沉降率升高；血培养或宫腔分泌物培养可找到致病菌。

（3）其他检查：阴道后穹隆部饱满并明显触痛时，后穹隆穿刺可抽出脓液，经培养可找到致病菌。B 超检查可显示子宫直肠陷窝积液，或盆腔炎性包块。腹腔镜检查可见子宫、输卵管表面充血水肿，脓性渗出，或粘连包裹病灶，或脓肿形成。

盆腔炎的诊断标准：基本标准为诊断 PID 所必需；附加标准可增加诊断特异性；特异标准基本可诊断 PID，但除 B 超外，均为有创检查，或费用较高，特异标准仅适用于一些有选择的病例。

（三）鉴别诊断

（1）急性阑尾炎：发热，转移性右下腹疼痛。麦氏点压痛、反跳痛。B 超显示子宫及附件区无异常声像。

（2）异位妊娠：多有停经史，下腹部突然撕裂样剧痛，自下腹一侧开始向全腹扩散，可有不规则阴道出血。妇科检查：后穹隆饱胀，宫颈有抬举痛和摇摆痛，子宫大小正常，患侧附件可扪及包块，压痛明显。尿 HCG 阳性或弱阳性，血红蛋白下降，后穹隆穿刺可抽出不凝固血液。

（3）卵巢囊肿：蒂扭转下腹一侧突然发作疼痛，疼痛与体位改变有关，或伴有胃肠道症状，无阴道出血，体温稍高，妇科检查有宫颈剧痛，一侧宫旁包块，边界清晰，蒂部触痛明显，B

超显示附件有包块。

（4）黄体破裂：下腹一侧突发性疼痛，无发热，阴道分泌物无异常，妇科检查未触及盆腔肿块，一侧附件压痛。外周血白细胞正常，血红蛋白可下降，后穹隆穿刺可抽出不凝血。

（四）辨证施治

急性盆腔炎发病急，病情重，病势凶险。病因以热毒为主，兼有湿、瘀，故临证以清热解毒为主，祛湿化瘀为辅。急性盆腔炎治疗必须及时彻底，常需中西医结合治疗，以免贻误治疗时机，引起严重后果，或迁延不愈转为慢性盆腔炎，导致不孕或异位妊娠等。

1. 热毒壅盛证

［临床症候］高热恶寒，甚或寒战，下腹部疼痛拒按，带下量多，色黄，或赤白兼杂，质黏稠，如脓血，气味臭秽，或月经量多或淋漓不净，咽干口苦，大便秘结，小便短赤，舌红，苔黄厚或黄腻，脉滑数。

［辨证依据］

（1）有经期、产褥、手术感染史。

（2）高热恶寒，腹痛拒按，大便秘结，小便短赤，带下色黄质稠、秽臭。

（3）苔黄厚或黄腻，脉滑数。

（4）妇科检查有急性炎症体征。

［治则］清热解毒，活血化瘀。

［方药］

（1）黄连解毒汤（《外台秘要》）加生地、丹皮、乳香、没药、黄芩、黄连、黄檗、栀子。带下多而秽臭者，加车前草、生薏苡仁、椿根皮；月经量多，经期延长者，加生地、地榆、大蓟；大便干结，加金银花；盆腔有包块者，加冬瓜仁、败酱草、丹参；腹胀甚者，加厚朴、大腹皮。

（2）银翘红酱解毒汤（方见产后腹痛）：高热汗出，下腹痛未减或加重，烦躁，斑疹隐隐，舌红绛，苔黄燥，脉弦细而数，为邪已入营分。宜清营解毒，凉血养阴。方用清营汤（方见产后发热）加败酱草、蒲公英。

恶寒者，加荆芥、牛蒡子；便秘者，加大黄；腹胀者，加枳实；阴竭阳脱，面色苍白者，加吉林参、生脉饮。

神昏谵语者，加服牛黄清心丸（《痘疹世医心法》）或紫雪丹（方见产后发热）。

牛黄，朱砂，黄连，黄芩，栀子，郁金。

2. 湿热内结证

［临床症候］发热恶寒，或高热虽减，低热起伏，下腹胀坠疼痛拒按，或灼热感，带下量多，色黄质稠，有臭气，食欲缺乏，食少，口干，大便不爽或便秘，小便频急涩痛，舌红，苔黄腻，脉弦数。

［辨证依据］

（1）有经期、产褥、手术感染史。

（2）发热恶寒，或低热起伏，腹坠胀痛拒按，小便频急涩痛，大便秘。

（3）妇科检查为附件增厚，可扪及肿块，压痛、触痛明显。

（4）舌苔黄腻，脉弦数。

［治则］清热利湿，活血止痛。

［方药］仙方活命饮（方见前庭大腺炎）加薏苡仁、冬瓜子。

腹痛甚者，加红藤、徐长卿；白带多者，加黄檗、椿根皮；腹胀者，加厚朴、枳实；大便干结者，加大黄、桃仁；有包块者，加皂角刺、三棱、莪术。

（五）其他疗法

1. 食疗

（1）皂角刺大枣粥：皂角刺、大枣，水煎煮 30 分钟，取药液加粳米煮粥，分食。

（2）桃仁赤芍粥：桃仁、赤芍、薏苡仁，加清水适量，煮成粥，调入红糖煮沸即可食，每日 1 剂。

2. 外治

（1）清开灵注射液 30 mL，加入 5% 葡萄糖注射液 500 mL，静滴，每日 1 次，7 ～ 10 日为 1 个疗程。

（2）醒脑静注射液 20 mL，加入 5% 葡萄糖注射液 500 mL，静滴，每日 1 次，7 ～ 10 日为 1 个疗程。

（3）20% 复方毛冬青灌肠液 100 mL，保留灌肠，每日 1 次，10 次为 1 个疗程。

（4）康宁汤：紫花地丁、蒲公英、败酱草、白花蛇舌草、苦参，浓煎 100 mL，保留灌肠，每日 1 次，10 次为 1 个疗程。

3. 手术

盆腔脓肿形成，保守治疗无效，或脓肿破裂，可做附件脓肿切除术或后穹隆切开引流术。

（六）转归与预后

急性盆腔炎经及时有效的治疗，多可在短期内治愈。失治误治，病势加重，可发展为盆腹膜炎、败血症、休克，甚至危及生命；如迁延失治，多转为慢性盆腔炎。

（七）预防与调护

（1）坚持经期产后及流产后的卫生保健。

（2）严格掌握妇产科手术指征，术前认真消毒，无菌操作，术后做好护理，预防感染。

（3）急性盆腔炎者应卧床休息，半坐卧位，有利于炎症局限。要彻底治愈，防止转为慢性而反复发作。

（4）饮食清淡，忌辛辣燥热之品。

（5）增强体质，提高机体抗病能力。

五、生殖器结核

本病属中医学痨瘵之一种，根据其不同病理阶段的临床表现，分见于血枯经闭、崩漏、月经不调、癥瘕、不孕、虚劳等有关疾病中。

（一）病因病机

主要是由于素禀薄弱，或起居不慎，忧思恼怒，房事不节，劳倦过度，耗伤阴血，损伤元气，日久不复，则痨虫乘虚袭人而为害。痨虫为患，内耗精血，导致阴虚内热，或气血虚弱，或肾阳虚衰，或久而致瘀，致胞脉闭阻。

西医学认为生殖器结核是全身结核的一个表现，常继发于身体其他部位结核如肺结核、肠结核、腹膜结核、肠系膜淋巴的结核病灶，也可继发于骨结核或泌尿系统结核。以血行传播最多见，上行感染者极为罕见。青春期时正值生殖器发育，血供丰富，结核菌借血行传播，使生殖器受累，首先是输卵管，然后逐渐蔓延至子宫内膜及卵巢。由腹腔内腹膜或肠道、膀胱结核直接蔓延，以及淋巴道传播、性交传播均较少见。一般文献报道输卵管是最多受侵犯部位，占90%～100%，而子宫内膜受累者为60%～80%。

（二）诊断

1. 病史

可有肺结核病史，或有肺结核家族史。

2. 临床表现

因其病程发展缓慢，不少患者可无症状，有的以不孕为唯一症状，表现如下：

（1）月经失调：早期因子宫内膜充血及溃疡，可有月经过多、经期延长或不规则阴道出血。多数患者就诊时患病已久，子宫内膜遭受不同程度的破坏，而表现为月经稀少，继而发生闭经。

（2）下腹坠痛：由于盆腔炎症及粘连，有40%～50%患者有不同程度的下腹坠痛，在体力活动或性交时加重，经期时因盆腔充血也加重。当输卵管或卵巢结核有继发性化脓性感染或形成脓肿时，腹痛剧烈并可伴有发热。

（3）不孕：由于输卵管黏膜破坏与粘连，常使管腔阻塞；或由于输卵管周围粘连，输卵管僵硬、蠕动受限，影响受精卵的输送；子宫内膜受到不同程度的破坏，使子宫腔粘连变形、缩小，不宜于孕卵的种植，故绝大多数患者表现为不孕。国外有资料显示生殖器结核患者中约有85%为原发性不孕。

（4）白带增多：患结核性子宫内膜炎、结核性盆腔炎或结核性宫颈炎时，可使分泌物增多，呈脓性或脓血性。

（5）午后微热，周身倦乏等全身症状。

3. 检查

（1）妇科检查：多无明显的体征和自觉症状。较严重的患者如有腹膜结核，检查时腹部有柔韧感或柔雪感，或有腹水征，形成包裹性积液时，可扪及囊性肿块，边界不清，不活动，表面因有肠管粘连，叩诊为浊音。子宫往往因周围有粘连而活动受限。如宫旁组织受累，在子宫两侧可扪及大小不等及形状不规则的肿块，质硬、表面不平感，呈结节状或乳头状突起，或可扪及钙化结节。

（2）子宫内膜病理检查：经前1周或月经来潮12小时内做刮宫术，在诊刮前后1周，应每日肌注链霉素0.75 g，以预防刮宫引起结核病灶扩散。

（3）X线检查：胸部X线平片可提示肺结核，但许多患者在发现生殖器结核时，其原发病灶往往已经痊愈。盆腔X线平片检查，发现孤立的钙化点，提示曾有盆腔淋巴结核病灶。

（4）子宫输卵管碘油造影：可见子宫腔呈不同形态和不同程度狭窄或畸形，边缘呈锯齿状；输卵管管腔多处变窄，呈典型串珠状，或管腔细小而僵硬；盆腔有散在钙化灶；如碘油进入子宫一侧或两侧的静脉丛，应考虑有子宫内膜结核的可能。子宫输卵管碘油造影前后应使用链霉素及异烟肼等抗结核药物，以免将输卵管腔中的干酪样物质及结核菌带到腹腔。

（5）腹腔镜检查：对诊断早期盆腔结核，较其他方法更有价值，可直接观察盆腔情况，并可取腹水作结核菌培养，或取活体组织做病理检查。但盆腔结核可引起盆腔器官的广泛粘连，故而腹腔镜检查有损伤肠管的危险，必须十分注意。

（6）结核菌培养：月经血或刮出的子宫内膜做结核菌培养或动物接种，但培养阳性率不高，急性活动期可能高些。动物接种则用时较长，作为常规检查法不易做到。

（7）其他检查。

1）血常规：白细胞计数不高，分类中淋巴细胞可增高，不同于化脓性盆腔炎。

2）红细胞沉降率：活动期升高，但血沉正常不能排除结核病变。

3）结核菌素试验：如为阳性说明体内曾有结核感染；年轻女性如为强阳性说明目前仍有活动性病灶，但不能说明病灶部位；如为阴性表示未有过结核感染。

（三）鉴别诊断

1. 盆腔炎（非特异性）

慢性盆腔炎多有分娩、流产、急性盆腔炎的病史，月经量较多，闭经极少见；而生殖器结核多数不孕，月经量明显减少甚至闭经，盆腔检查有时可扪及包块。

2. 子宫内膜异位症

子宫内膜异位症常表现为渐进性痛经、月经过多，盆腔有粘连、增厚及痛性结节等。通过诊断性刮宫及子宫输卵管碘油造影可帮助诊断。

3. 子宫颈癌

宫颈结核可有乳头状增生或溃疡，与宫颈癌不易鉴别，做宫颈刮片及宫颈活检可鉴别。

（四）辨证施治

1. 阴虚内热证

［临床症候］下腹隐痛，经期加重，五心烦热，或骨蒸劳热，或午后潮热，或经行发热，月经量少，色鲜红，甚则经闭不行；或经期延长，或漏下不止，或下腹结块，婚久不孕，或颧红面赤，口燥咽干，夜寐盗汗，舌红，苔少，脉细数无力。

［辨证依据］

（1）可有肺结核病史，或不孕病史。

（2）下腹隐痛，经期加重，五心烦热，或骨蒸劳热，或午后潮热，或经行发热，月经量少，色鲜红，甚则经闭不行；或经期延长，或漏下不止，或下腹结块，婚久不孕。

（3）颧红面赤，口燥咽干，夜寐盗汗，舌红，苔少，脉细数无力。

［治则］养阴清热杀虫。

［方药］秦艽鳖甲散（方见闭经）。

2. 气血虚弱证

［临床症候］下腹隐痛，经后加重，月经后期，或月经量少，或点滴即止，色淡质稀，甚或停闭不行，婚久不孕，面色萎黄，头晕乏力，心悸怔忡，饮食不振，大便溏泻，舌淡，苔薄白，脉细弱。

［辨证依据］

（1）脾胃虚弱，可有肺结核病史，或不孕病史。

（2）下腹隐痛，经后加重，月经后期，或月经量少，或点滴即止，色淡质稀，甚或停闭不行，婚久不孕。

（3）面色萎黄，头晕乏力，心悸怔忡，饮食不振，大便溏泻，舌淡，苔薄白，脉细弱。

[治则] 益气养血。

[方药] 人参养荣汤（方见月经后期）。

3. 肾阳虚衰证

[临床症候] 小腹冷痛，腰膝酸冷，喜温喜按，肢冷畏寒，月经量少，色淡暗，质稀，甚至闭经，食欲不振，大便溏薄，小便清长，或夜尿频多，婚久不孕，或小腹结块，舌淡，苔白，脉沉迟。

[辨证依据]

（1）肾阳不足，或有肺结核病史，或不孕病史。

（2）小腹冷痛，腰膝酸冷，喜温喜按，肢冷畏寒，月经量少，色淡暗，质稀，甚至闭经。

（3）食欲不振，大便溏薄，小便清长，或夜尿频多，婚久不孕，或小腹结块，舌淡，苔白，脉沉迟。

[治则] 温补肾阳，散寒通滞。

[方药] 阳和汤（方见前庭大腺炎）。

（五）其他疗法

1. 食疗

（1）百合鸭（《食疗进补养生大观》）：新鲜百合 300 g，母鸭 1 只，黄酒、白糖、细盐适量。将鸭洗净，百合洗净放入鸭肚内，淋上黄酒、细盐，用线将鸭身扎牢，旺火隔水蒸至鸭肉酥烂，饭前空腹食，每次 1 小碗，每日 2 次。用于阴虚火旺型。

（2）山药粥（《疾病饮食疗法》）：生山药 30 g，生薏苡仁 30 g，白萝卜（切片）150 g，水 1 000 mL，共煮粥，每日 1 次服食。用于盆腔有粘连的结核病。

（3）乌鸡汤（《饮膳正要》）：雄乌骨鸡 500 g，陈皮 6 g，良姜 3 g，胡椒 6 g，苹果 2 个，葱、醋、酱适量。加水 2 000 mL，以葱醋酱炖熟，饮汤食肉，每日 1 次，前连服 3 个月。用于气血虚弱型。

（4）荸荠炖海蜇（《中华食物疗法大全》）：荸荠 40 个，海蜇头 120 g（漂洗尽盐），加水 2 000 mL，煮至熟烂，连汤服食，4 日 1 次。用于盆腔包块或粘连型。

2. 中成药

（1）大补阴丸，每次 1 丸，每日 2～3 次，温盐水或温开水送服。用于阴虚内热证。

（2）乌鸡白凤丸，每次 1 丸，每日 2 次。用于气血虚弱证。

（3）十全大补丸，每次 1 丸，每日 2 次。用于气血虚弱证。

（4）复方阿胶浆，每次 10 mL，每日 2 次。用于气血虚弱证。

（5）河车大造丸，每次 1 丸，每日 2 次。用于肾阳虚衰证。

3. 单方验方

（1）覆盆子（酒炒）12 g，杜仲（盐炒）9 g，水煎加红糖服，每日 3 次。于经前 1 周开始服，连服半个月。下次经前再按同法服半个月。

（2）丁香、硫黄各 1 g，研细末，放入蛋内（蛋先开一小孔），湿纸封口，蒸熟。空腹时食蛋，食后喝米酒少许，每日 1 次，连食 3 ～ 5 日。

4. 西药

抗结核治疗对女性生殖器结核 90% 有效。近年采用利福平、异烟肼、乙胺丁醇、链霉素及吡嗪酰胺等抗结核药物联合治疗。

5. 手术

生殖器结核主要为保守疗法，一旦诊断成立，首先给予抗结核药物治疗 12 ～ 18 个月，此时如治疗效果不理想则可考虑手术治疗。

（六）转归与预后

结核是一种慢性消耗性疾病，且具有复发性倾向。盆腔结核造成输卵管不通，用输卵管复通手术治疗无效。所以导致生殖器结核患者绝大多数不孕，少数可发生异位妊娠。

对病灶广泛的重度结核，妊娠后由于发热及营养不良，易致结核菌通过血源播散，在胎盘内形成结核病灶，破坏绒毛，进入胎体，可引起流产，流产的发生率约为无结核感染的孕妇的 10 倍。

第三节　带下病

带下指阴道壁及宫颈等组织分泌的一种黏稠液体。在发育成熟期或经期前后、妊娠期带下均可增多，带下色白无臭味，这是生理现象。当阴道、宫颈或内生殖器发生病变时，带下量明显增多，并且色、质和气味异常，伴全身或局部症状者，称为“带下病”。带下绵绵不断，量多腥臭，色泽异常，并伴有全身症状者，带下病症见从阴道流出白色液体，或经血漏下挟有白色液体，淋漓不断，质稀如水者，称为“白带”还有“黄带”“黑带”“赤带”“青带”。

一、带下过多

带下量明显增多，色、质、味异常，或伴全身或局部症状者，称带下过多。古称下白物、流秽物、白沃、赤沃、赤白沃、白沥、赤沥、赤白沥等。相当西医学的各种生殖道炎症如阴道炎、前庭大腺炎、子宫颈炎、盆腔炎等，以及某些妇科肿瘤、内分泌功能失调等引起的阴道分泌物增多。临床上尤以滴虫性阴道炎、外阴阴道念珠菌病、细菌性阴道病以及子宫颈炎最多见。

（一）病因病机

本病的主要病机是湿邪伤及任带二脉，使任脉不固，带脉失约。

湿邪是导致本病的主要原因，但有内外之别。脾肾肝三脏功能失调是产生内湿之因：脾虚失运，水湿内生；肾阳虚衰，气化失常，水湿内停；肝郁侮脾，肝火挟脾湿下注。外湿多因久居湿地，或涉水淋雨，或不洁性交等，以致感受湿邪。

女性生殖系统炎症是带下异常的重要原因。当生殖道的自然防御功能受到破坏，如经期、产后或手术操作消毒不严，则容易发生感染。老年妇女因卵巢功能衰退或幼女因卵巢功能不健全，也易发生阴道炎症。病原体以细菌多见，其次为念珠菌、滴虫、支原体、衣原体、病毒等，可沿生殖道黏膜上行感染。其他部位的感染也可经血行播散至生殖道，或由邻近器官直接蔓延而致。

（二）诊断

1. 病史

素体脾肾虚弱或湿热较盛，或有不洁接触史，或久居湿地病史。

2. 临床表现

带下量明显增多，超过正常的生理排出量；或伴色、质、气味的异常，如清稀如水，黄绿如脓，或灰白如豆渣，或褐赤如败酱，或赤白相兼，或五色混杂；或臭秽，或腥臭；或伴外阴、阴道瘙痒，灼热疼痛；或有发热、腹痛、腰痛等全身症状。

3. 检查

阴道分泌物涂片检查如发现阴道毛滴虫、念珠菌、线索细胞等，有助确诊滴虫性阴道炎、外阴阴道念珠菌病和细菌性阴道病；宫颈分泌物培养有助诊断支原体、衣原体感染。宫颈细胞检查有助于排除宫颈上皮内瘤变、宫颈癌；宫腔镜或诊断性刮宫有助于排除子宫内膜的恶性病变；妇科检查可诊断宫颈炎、盆腔炎等。

（三）鉴别诊断

（1）白浊：由尿道流出的米泔样的液体，多随小便时排出。在发病初期有轻微小便淋漓涩痛，尿液混浊，但无臭味。

（2）白淫：欲念过度时，骤然从阴道流出的血液，与男子遗精相似。

（3）漏下：经血非时而下，淋漓不断，属于子宫出血，无特殊臭味。赤带为非经期从宫颈或阴道流出的血性黏浊之液，似血非血，可有臭味。

（四）辨证施治

带下病的辨证主要是通过四诊，了解带下量之多寡，色之变化，质之稀稠，气味之腥臭，腐秽。一般而言，辨质、量的变化，定其寒热，如带下量多，色白质稠，如唾如涕，绵绵不断，属脾虚；量多质薄，清稀如水，腰膝酸软，属肾虚；量多质稠，色黄或黄白相间，属湿热；兼外阴瘙痒，乃湿热蕴结生虫。辨带色，古代文献中载有白、黄、赤、青、黑之五色带，结合临床辨证，色白者多属虚属寒，病变涉及脾、肾；色黄者属湿热蕴结，乃肝郁脾湿下注；带下黄绿如脓，乃湿热尤甚；色赤乃心火炽盛所致，也有因肝火内炽使然；带下色黑者，临床少见，偶或有之，尤宜审慎。此外，还有赤白相兼者多属湿热或虚热为患，湿热者，少腹坠胀，阴中瘙痒；虚热者，多伴五心烦热或兼潮热、盗汗等。如带下五色并见，多为内脏虚损，秽液下注所致。闻气味，正常带下无色、无臭，如带下腥臭多属寒症；酸秽臭气，则为热证；带下恶臭难闻，为热毒内炽之象。带下脉象，带下多属脾湿，故脉多濡滑；濡脉主虚主湿，滑脉主痰，如脉濡数多属脾虚湿热下注；脉滑数或弦数，多属热属实，或痰湿为患，或肝经湿热下注；脉沉迟，多属虚属寒，为下元不固；脉虚细而数，则为虚热之证。带下量多的治疗，因是湿证，治以祛湿为主，祛湿又当辨其寒热，分别采取温化或清利。因于寒湿者，当温阳扶脾以运湿；因于湿热者，当清热利湿。但治疗用药尤应注意。带下病虽是湿邪为患，但久则耗伤阴液，一味祛湿，用大量的祛湿药，恐有进一步伤阴之嫌，所以应灵活掌握祛湿的方法，或补脏祛湿；或扶正祛湿；或先祛湿清热，后补虚扶正。补脏重在脾肾。治湿，其治在脾，其次在肾。健脾，则宜升、宜燥；治肾，则宜补、宜涩。属于湿热、湿毒、感染邪毒者，又当清热利湿，解毒杀虫，不可过用收敛固涩，以免留邪。临床对虚证带下过多的治疗以内治为主；实证带下过多，除内治外有时必须配合外治法，才能提高疗效。

1. 脾虚证

［临床症候］带下量多，色白或淡黄，质黏稠，无臭气，绵绵不断；面色㿠白或萎黄，四肢不温，精神倦怠，纳少便溏，或眼睑浮肿，舌淡胖嫩边有齿痕，苔白腻，脉缓弱。

［辨证依据］

（1）素体脾虚，或饮食不节，劳倦过度，或忧思过度。

（2）带下量多，色白或淡黄，质黏稠无臭气，绵绵不断。

（3）面色㿠白或萎黄，四肢不温，精神疲倦，纳少便溏，或眼睑浮肿，舌淡胖嫩边有齿痕，苔白腻，脉缓弱。

［治则］健脾益气，升阳除湿。

［方药］完带汤（《傅青主女科》）。

白术，山药，人参，白芍，苍术，甘草，陈皮，黑芥穗，柴胡，车前子。

脾虚气陷，气短无力，腰腹下坠明显者，加黄芪、升麻；脾虚夹寒湿，食欲缺乏，便溏者，加炒扁豆、生薏苡仁、炮姜；兼腰痛者，加杜仲、菟丝子、续断；小腹疼痛者，加香附、艾叶；带下日久不止者，加金樱子、龙骨、牡蛎、芡实。

湿郁化热，证见带下黏稠色黄。治宜清热利湿止带，方用易黄汤（《傅青主女科》）。

山药，芡实，黄檗，车前子，白果。

2. 肾虚证

（1）肾阳虚。

［临床症候］带下清冷量多，质稀薄，或淋漓不断，腰痛如折，小腹冷痛，小便清长，夜尿多，大便溏薄，舌淡，苔薄白，脉沉迟。

［辨证依据］

1）素体禀赋不足，或多产房劳所伤，老年体弱，或有久病伤肾病史。

2）带下量多，清冷稀薄，或淋漓不断。

3）腰痛如折，小腹冷痛，小便清长，夜尿多，大便溏，舌淡，苔薄，脉沉迟。

［治则］温肾培元，固涩止带。

［方药］内补丸《女科切要》。

鹿茸，菟丝子，潼蒺藜，黄芪肉，桂桑，螵蛸，肉苁蓉，制附片，白蒺藜，紫菀茸，因鹿茸价格昂贵，可用鹿角片或鹿角霜代替；便溏者，去肉苁蓉，加补骨脂、肉豆蔻、白术；小腹冷痛，带下清冷如水者，加艾叶、补骨脂、赤石脂；小便频数者，加益智仁、山药；腰痛如折者，加桑寄生、续断、杜仲；由于肾阳虚不能固摄，阴液滑泄不尽，带下过多，则阳损及阴，导致阴液也受损，因此在壮阳的同时要照顾到阴液，酌情配熟地、枸杞子、菟丝子。

（2）阴虚挟湿。

［临床症候］带下色黄或黄白相间，质稠，有气味，阴部灼热感，或阴部瘙痒，腰酸腿软，头昏耳鸣，五心烦热，咽干口燥，或烘热汗出，失眠多梦，舌红，苔少或黄腻，脉细数。

［辨证依据］

（1）素体阴虚，或久病失养，或老年妇女素体阴虚火旺，又复感湿邪史。

（2）带下色黄或黄白相间，质稠，有气味。

（3）阴部灼热感，或阴部瘙痒，腰酸腿软，头昏耳鸣，五心烦热，咽干口燥，或烘热汗出，失眠多梦，舌红，苔少或黄腻，脉细数。

［治则］滋肾益阴，清热利湿。

［方药］知柏地黄汤（方见月经后期）。

失眠甚者，加柏子仁、桑葚子、夜交藤；潮热口干明显者，加地骨皮、银柴胡、天花粉；腰痛耳鸣者，加枸杞子、桑寄生、白蒺藜；大便秘，小便赤者，加生首乌、车前子、土茯苓、通草。

3. 湿热证

［临床症候］带下量多，色黄或黄白，质黏腻，有臭气，胸闷口腻，食欲缺乏，或小腹胀痛，或带色白，质黏如豆腐渣状，阴痒，小便短黄，舌苔黄腻或厚，脉濡略数。

［辨证依据］

（1）素体脾虚湿盛或久居湿地，或感受湿热之邪，或有情伤病史而致肝郁脾湿。

（2）带下量多，色黄或黄白，质黏腻，有臭气。

（3）胸闷口腻，食欲缺乏，或小腹胀痛，或带下色白，质黏如豆腐渣状，阴痒，小便短黄，舌苔黄腻或厚，脉濡略数。

［治则］清热利湿止带。

［方药］止带方（《世补斋不谢方》）。

猪苓，茯苓，车前子，泽泻，茵陈，赤芍，丹皮，黄檗，栀子，牛膝。

胸胁胀闷，腹痛腹胀者，加川楝子、延胡索、柴胡；口苦咽干，阴部灼热，小便黄者，加龙胆草、败酱草、车前子；食欲缺乏，大便溏者，加茯苓、薏苡仁；阴痒者，加白鲜皮、苦参。

肝经湿热下注，证见带下色黄或黄绿，质稠或呈泡沫状，有臭味，阴部瘙痒，头晕痛，烦躁易怒。治宜清泻肝经湿热，方用龙胆泻肝汤（《医宗金鉴》）。

龙胆草，栀子，黄芩，车前子，木通，泽泻，生地，当归，甘草，柴胡。

4. 热毒证

［临床症候］带下量多，或黄白相间或五色杂下，质黏腻，或如脓样，有臭气或腐臭难闻，小腹作痛，身热烦渴，头晕，大便干结或臭秽，小便黄少，舌红，苔黄干，脉数。

［辨证依据］

（1）在经行、产后发病，或有阴部检查、手术史，或不洁接触史。

（2）带下量多，或黄绿相兼或五色杂下，质黏腻，或如脓样，臭秽或腐臭难闻。

（3）小腹痛，烦热口干，头晕，大便干结臭秽，小便黄少，舌红，苔黄干，脉数。

［治则］清热解毒除湿。

［方药］五味消毒饮（《医宗金鉴》）加白花蛇舌草、椿根白皮、白术。

金银花，蒲公英，野菊花，紫花，地丁，青天葵。

正气不足，加黄芪、党参、茯苓；腹胀痛明显者，加川楝子、香附、荔枝核；带下夹血丝或五色带，气味恶臭者，加半枝莲、白茅根、生地榆。

（五）其他疗法

（1）苦参、蛇床子、雄黄、黄檗、枯矾、土茯苓、紫花地丁、大蒜白。

上药除雄黄、枯矾、大蒜白外，水煎，大蒜白捣成泥状，与雄黄、枯矾等加入药液中，10分钟后取药液熏洗外阴，每日1次。用于湿热带下病。

（2）选用中药洗液如洁尔阴等，稀释后坐浴，每日1次。用于湿热带下病。

（3）选用保妇康栓、复方莪术油栓等，放置于阴道内，每日1次。用于宫颈炎。

（六）转归与预后

带下病是妇女常见病之一，预后良好。如拖延日久，阴液暗耗，常可使正气虚弱，甚至导致月经异常，胎孕受影响。又因带下异常往往是一些性传播疾病的伴随症状，如误治和失治，延误病情，可导致各种并发症。

二、带下过少

带下过少是指带下量明显减少，导致阴中干涩痒痛，甚至阴部萎缩者。

带下过少多见于绝经后妇女。对于此病，前人缺乏专论，在绝经前后诸证、闭经、不孕、阴痒、阴冷、阴萎等病症中有散在的论述。本病与西医学的卵巢功能早衰、绝经后卵巢功能下降、卵巢切除、盆腔放疗后，或严重卵巢炎、希恩综合征、长期使用某些药物抑制卵巢功能等导致的雌激素水平降低，而引起阴道分泌物减少相类似。

（一）病因病机

生理性带下是正常女子自青春期开始在肾气充盛，脾气健运，任脉通调，带脉健固的条件下产生的。王孟英云："带下，女子生而即有，津津常润。"由于肝肾亏损，脾胃虚弱，血瘀内阻导致阴液不足，不能润泽阴道，是带下过少的主要病机。

1. 肝肾亏损

先天禀赋不足，肝肾阴虚；或房劳多产，大病久病，耗伤精血；或年老体弱，肾精亏损；或七情内伤，肝肾阴血暗耗。肝肾亏损，血少精亏，阴液不充，任带失养，不能滋润阴窍，发为带下过少。

2. 血枯瘀阻

素体脾胃虚弱，化源不足；或堕胎多产，大病久病，暗耗营血；或产后大出血，血不归经；或经产感寒，余血内留，新血不生，均可致精亏血枯，瘀血内停，瘀阻血脉，精血不足且不循常道，阴津不得敷布子宫、阴窍，发为带下过少。

（二）诊断

1. 病史

有卵巢早衰、卵巢切除、盆腔放疗、产后大出血或长期使用避孕药等病史。

2. 临床表现

带下过少，甚至全无，阴道干涩痒痛，甚至阴部萎缩；或伴性欲低下，性交疼痛，烘热汗出，月经错后，经量偏少，闭经，不孕等。

3. 检查

（1）妇科检查阴道黏膜皱襞明显减少或消失，或阴道壁充血，阴道干燥，分泌物少；或外阴、宫颈、宫体萎缩。

（2）辅助检查阴道脱落细胞涂片提示雌激素水平低落。

血清内分泌激素测定：雌二醇（E_2）水平下降。卵巢功能低下者，伴有促卵泡激素（FSH）和促黄体激素（LH）水平显著升高；垂体功能低下者，如希恩综合征，则垂体促性腺激素与卵巢激素水平均下降。

（三）鉴别诊断

许多妇科疾病都可出现带下过少，故主要是鉴别引起带下过少的各种疾病及原因。

1. 卵巢功能早衰

指妇女在 40 岁之前绝经，常伴有绝经期症状，E_2 下降，FSH、LH 升高。

2. 绝经后

正常妇女在 45 ～ 54 岁绝经。自然绝经后，因卵巢功能下降而出现带下过少，可伴有阴道干涩等症状。

3. 手术切除卵巢或盆腔放疗后

曾手术切除大部分卵巢或全部卵巢，或有盆腔放疗史。

4. 垂体功能低下

常见于希恩综合征。由于产后大出血、休克造成垂体前叶急性坏死，丧失正常分泌功能而引起。临床表现体质虚弱，面色苍白，毛发脱落，性欲减退，闭经，常伴畏寒、头晕、贫血等症状。内分泌检查：FSH、LH 明显降低，甲状腺功能（TSH、T_3、T_4）低下，尿 17- 羟、17- 酮皮质醇低于正常。此外，空蝶鞍综合征也可表现为带下过少，伴有溢乳、月经过少或闭经等。

5. 卵巢炎

严重的卵巢炎，尤其是自身免疫性卵巢炎，可破坏卵巢功能，使卵巢功能减退。

（四）辨证施治

带下过少的根本原因是精血不足。主要病机是肝肾阴虚、脾虚血少或血亏瘀阻，其中以肝肾阴虚为主。肾精亏损，精亏血少，阴液不足，不能润泽于阴道，则带下过少。治疗重在滋补肝肾阴精，佐以养血、化瘀。用药以滋润生津为主，不可肆意攻伐，或过用辛燥苦寒之品，以免伤阴，犯虚虚之戒。

1. 肝肾阴虚

[临床症候] 带下过少，甚至全无，阴部干涩灼痛，或伴阴痒，阴部萎缩，性交疼痛，头晕耳鸣，腰膝酸软，烘热汗出，烦热胸闷，夜寐不安，小便黄，大便干结，舌红，少苔，脉细数。

[辨证依据]

（1）先天禀赋不足，或有多产、产后大出血病史，或正处绝经期，或在大病久病之后。

（2）带下过少，甚至全无，阴部干涩灼痛，或伴阴痒，阴部萎缩，性交疼痛。

（3）头晕耳鸣，腰膝酸软，烘热汗出，烦热胸闷，夜寐不安，小便黄，大便干结，舌红，少苔，脉细数。

[治则] 滋补肝肾，生精益血。

[方药] 六味地黄汤（方见月经前后诸证）。

阴虚肝旺，头痛甚者，加石决明、钩藤；口苦咽干者，加黄芩、栀子；虚热甚者，加知母、黄檗、地骨皮；外阴瘙痒者，加白鲜皮、白蒺藜、防风；大便干结者，加生首乌、胡麻仁。

2. 血亏瘀阻证

[临床症候] 带下过少，甚至全无，阴中干涩，阴痒，阴痛，或经行腹痛，经色暗紫，有血块，量少甚或闭经，或下腹有包块，肌肤甲错，舌暗有瘀点瘀斑，脉细涩。

[辨证依据]

（1）有产后大出血，或经产感寒等失血、瘀血阻滞病史。

（2）带下过少，甚至全无，阴中干涩。

（3）经行腹痛，经色暗紫，伴有血块，量少甚或闭经，盆腔有包块，肌肤甲错，舌暗有瘀点瘀斑，脉细涩。

[治则] 养血活血，化瘀通络。

[方药] 小营煎《景岳全书》加丹参、益母草、鸡血藤。

当归，白芍，熟地，山药，枸杞子，炙甘草。

大便干结者，加生首乌、胡麻仁；小腹疼痛明显者，加刘寄奴、皂角刺、延胡索；下腹有包块者，加三棱、莪术。

（五）其他疗法

1. 中成药

（1）杞菊地黄丸，每次 6 g，每日 3 次。有滋阴清热之功。用于肝肾阴虚之带下过少。

（2）大黄䗪虫丸，每次 1 丸，每日 1 次。有活血化瘀之功。用于血瘀内结之带下过少。

（3）承天露胶囊（胎盘胶囊），每次 4 粒，每日 3 次。有补肾填精之功。用于肾精不足之带下过少。

2. 激素

（1）对绝经后妇女及卵巢早衰等妇女，可适当补充雌激素。

（2）对希恩综合征，可用激素替代疗法。对性腺功能低下者，应给予雌孕激素序贯疗法；对肾上腺功能低下者，补充肾上腺皮质激素；对甲状腺功能低下者，补充甲状腺素片。

（六）转归与预后

带下过少如属非器质性病变，给予及时、正确的治疗，预后良好。治疗不及时、不彻底，可伴发月经过少、月经稀发，甚至闭经、不孕等；如因手术切除或放疗引起的带下过少，较难取效。

（七）预防与调护

（1）及早诊断和治疗可能导致卵巢功能下降的原发病。

（2）预防产后大出血，如发生产后大出血时，应及时输血，防止脑垂体前叶急性坏死。

（3）盆腔良性肿瘤手术时，尽可能保留全部或大部分卵巢组织。

（4）盆腔放疗时，尽量避免过多照射卵巢部位。

（5）调情志，保持良好心理状态，特别是绝经期前后的妇女。

（6）饮食均衡，适当增加豆类、奶类制品、蜂乳等食物。避免吸烟，不宜过食辛辣之品或饮酒。

第四节 妇科症瘕

妇科症瘕为腹中结块的病。坚硬不移动，痛有定处为“症”；聚散无常，痛无定处为“瘕”。其涵盖了各种妇科良性肿瘤，病种较多，是妇科常见病、疑难病症。此病多因脏腑失调，气血阻滞，瘀血内结引起，气聚为瘕，血瘀为症。症候以气滞、血瘀、痰湿、湿热四型多见。

凡外阴、卵巢、子宫、输卵管等女性生殖器官各个部位发生的肿块，都属于症瘕范畴。包括外阴的乳头状瘤、纤维瘤及鳞状上皮癌；子宫的子宫颈癌、子宫肌瘤、子宫内膜癌等；卵巢的畸胎瘤、浆液性肿瘤、黏液性肿瘤等。以子宫及卵巢肿瘤较多见，阴道及输卵管肿瘤较少。此外，子宫内膜异位症所致的卵巢内模样囊肿以及子宫腺肌病、陈旧性宫外孕、盆腔炎性肿块等，也属症瘕范畴。

一、子宫肌瘤

子宫肌瘤是女性生殖器最常见的一种良性肿瘤，也是人体最常见的肿瘤之一。是由子宫平滑肌组织增生而成，其间有少量纤维结缔组织。多见于30～50岁妇女。其发病率在20%～25%。

子宫肌瘤绝大部分发生于子宫体，其次为子宫颈。子宫体肌瘤可分为3类：①肌壁间肌瘤：肌瘤位于子宫肌壁内，周围均被肌层包围，本类临床多见，占60%～70%。②浆膜下肌瘤：肌瘤向子宫浆膜面生长，突起在子宫表面，约占20%。肌瘤表面仅由子宫浆膜层覆盖，当瘤体继续向浆膜面生长，仅有一蒂与子宫肌壁相连，成为带蒂的浆膜下肌瘤。③赫膜下肌瘤：肌瘤向子宫私膜方向生长，突出于宫腔，仅由私膜层覆盖，占10%～15%。

子宫肌瘤大小不等，小的可仅如米粒，大的可如数月妊娠大小。肌瘤数量多少不定，有单个和多个，一般是多发的，各种类型的肌瘤可发生在同一子宫。

本病属中医学中“癥瘕”的范畴。关于癥瘕，最早见于《素问·骨空论》：“任脉为病，男子内结七疝，女子带下瘕聚。”《灵枢·水胀篇》：“石瘕生于胞中，寒气客于子门，子门闭塞，气不得通，恶血当泻不泻，衃以留止，日以益大，状如怀子，月事不以时下，皆生于女子，可导而下。”

子宫肌瘤属于中医学癥瘕范畴。

（一）病因病机

本病主要由经期、产后血室正开，胞脉空虚，风寒湿邪乘虚侵入胞宫胞脉，与血象搏成瘕；气滞日久，由气及血，气滞血瘀；经期产后为房事所伤，余血未净，精血相搏，瘀阻胞宫胞脉；忧思伤脾，气虚而血滞，最终导致瘀血内停胞宫，日久成瘕。如《景岳全书·妇人规》中指出癥瘕之证乃“由经期，或由产后，凡内伤生冷，或外受风寒，或患怒伤肝，气逆而血留，或忧思伤脾，气虚而血滞；或积劳成疾，气弱而不行，总由血动之时，余血未净，而一有所逆，则留滞日积，而渐以成癥矣。”

现代医学对本病确切病因尚不明了，根据好发于生育年龄妇女、妊娠时雌激素水平增高且肌瘤多迅速增大、外源性雌激素可加速肌瘤生长、绝经后肌瘤停止生长甚至萎缩、消失等，提示子宫肌瘤的发生可能与女性激素有关。雌激素能使子宫肌细胞增生肥大，肌层变厚，子宫增大。雌激素通过相应激素受体起作用。同时卵巢功能、激素代谢均受高级神经中枢的调控，故神经中枢活动对肌瘤发病也可能起重要作用。

（二）诊断

1. 妇科检查

（1）肌壁间肌瘤：子宫增大，质地变硬，失去原来正常形态，表面不规则凸起。

（2）浆膜下肌瘤：可扪及与宫体相连的肿块，推动子宫时肿块与宫体一起活动。带蒂的浆膜下肌瘤在拨动或按压肿块时往往有疼痛。

（3）黏膜下肌瘤：子宫增大，形态尚规则，当黏膜下肌瘤突出于阴道内，可见表面充血的肿块，有蒂来自宫腔；当坏死感染时，表面黏附脓性分泌物，触之出血。

（4）肌瘤变性时，如玻璃样变、囊性变、黏液变等，检查时子宫质地变软，犹如妊娠子宫。

2. 辅助检查

（1）B 超：是诊断子宫肌瘤最常用和简便的检查方式。其特点是子宫体积增大，肌瘤与子宫不能分开，增大的子宫外形不规则。肌瘤所在区显示较强的回声，出现团状和点状回声，回声逐渐减弱。

（2）诊断性刮宫：黏膜下肌瘤或肌壁间肌瘤向宫腔凸出时，诊刮感觉宫腔壁高低不平，或探宫腔时不能探到宫底，刮匙进入有阻碍等。

（3）子宫输卵管碘油造影：黏膜下肌瘤或肌壁间肌瘤凸向宫腔，造影下见宫腔充盈缺损，黏膜下肌瘤堵塞输卵管开口时，输卵管不显影。

（4）内窥镜：宫腔镜对黏膜下肌瘤有较高的诊断价值，腹腔镜对确诊浆膜下肌瘤有决定性作用。

（三）鉴别诊断

1. 妊娠子宫

妊娠时子宫也增大且变软，若有明确的停经史和妊娠反应，与子宫肌瘤不难区别，但如果病史不典型，就可能误诊。子宫肌瘤有囊性变时应特别注意与妊娠子宫鉴别，通过详细询问病史、妊娠试验和超声波检查即可区分。

2. 卵巢肿瘤

浆膜下子宫肌瘤应与卵巢肿瘤相鉴别，浆膜下子宫肌瘤囊性变时应与卵巢囊肿区别。检查时牵动子宫，浆膜下肌瘤与子宫体一起活动，而卵巢囊肿或卵巢肿瘤不与子宫一起活动。进一步确诊可用腹腔镜。

3. 子宫肌腺症

子宫均匀性增大，但很少超过 3 个月妊娠大小，多伴有进行性加重的痛经，还具有经期子宫增大、经后缩小的特征。而子宫肌瘤多表现为子宫有局限性、质硬的结节性突起，无进行性加重的痛经，经前经后肌瘤大小无明显变化。

4. 盆腔炎性块物

常有盆腔感染的病史。块物边界不清，与子宫粘连或不粘连，有压痛，抗感染治疗后症状、体征好转，B 超可协助鉴别。

5. 子宫畸形

双子宫或残角子宫易误诊为子宫肌瘤。子宫畸形自幼即有，无月经改变等。B 超、腹腔镜检查、子宫输卵管碘油造影可协助诊断。

（四）辨证施治

瘀血凝聚胞宫，积久而成症瘕。其病因由寒湿侵袭，凝滞气血；房事不节或产伤，瘀血留阻胞宫；忧思恚怒，气滞血瘀。主要症候为经行量多如崩，夹有瘀块，或淋漓不止，经久不愈，或崩漏交作，以致气虚血失。腹有症瘕，带下增多，或小腹胀痛刺痛等。根据《内经》"坚而软之，留而攻之"的原则，活血化瘀，软坚散结为治疗大法。而且要辨证与辨病相结合，月经中期、后期以活血化瘀，软坚散结为主。月经期则视经量、经色、经质，并结合其他症状辨证施治，经量多宜用益气止血、祛瘀止血、清热止血等法，经行不爽宜活血祛瘀，因势利导。

1. 月经中期及月经后期

寒湿凝滞证

［临床症候］腹有瘕积聚，带下绵绵，畏寒怯冷，四肢不温，或遇寒则小腹疼痛，舌暗滞或有瘀点瘀斑，苔薄白，脉弦紧。

［辨证依据］

（1）产时产后及经期有过食生冷及冒雨涉水史。

（2）畏寒，四肢不温，遇寒则小腹疼痛，腹有症瘕，为寒凝瘀阻之症。

（3）舌暗滞有瘀点瘀斑，脉紧弦。

［治则］温阳散寒，活血化瘀，软坚散结。

［方药］桂枝茯苓丸（方见妊娠腹痛）。

血瘀重者，加三棱、莪术、乳香、没药、水蛭、虻虫、泽兰、桃仁；痰湿者，加夏枯草、山慈菇、海藻、昆布、生牡蛎、冬葵子；小腹痛者，加延胡索、炒蒲黄、五灵脂、刘寄奴、乌药。

气滞血瘀证

［临床症候］平素抑郁寡欢，经前乳房胀痛，胸胁胀闷或心烦易怒，腹有症瘕，小腹胀痛或有刺痛，舌苔薄有瘀点瘀斑，脉细弦。

［辨证依据］

（1）有七情所伤史。

（2）经前乳房胀痛，胸胁胀闷，心烦易怒，小腹胀痛刺痛，腹有症瘕。

（3）舌有瘀点瘀斑，脉细弦。

［治则］疏肝理气，活血化瘀，软坚散结。

［方药］膈下逐瘀汤（方见闭经）。

乳房胀痛者，加郁金、娑罗子、橘核、橘络、八月札、路路通；血瘀重者，加三棱、莪术、夏枯草、炙鳖甲、瓦楞子。

2. 行经期

气虚血瘀证

［临床症候］经行量多如崩，色先红后淡，血有瘀块，时而淋漓不止，头晕目眩，乏力神疲，心悸气短，面色㿠白，舌淡胖有瘀点瘀斑，苔厚，脉弦细无力。

[辨证依据]

(1) 腹有症瘕包块，经量多，有瘀血块。

(2) 乏力神疲，头晕目眩，心悸气短。

(3) 舌淡胖有瘀点瘀斑，脉弦细。

[治则] 益气养阴，祛瘀止血。

[方药]

(1) 参茜固经冲剂（经验方）。党参，升麻，生地，白芍，茜草，大蓟，小蓟，山楂，槐花，乌贼骨。

出血过多，伴血块者，加三七末、花蕊石、贯众炭、炮姜炭；失血过多，头晕目眩者，加首乌、熟地、阿胶、女贞子、旱莲草。

(2) 固本止崩汤（方见崩漏）。

瘀热交阻证

[临床症候] 经行量多，色红质稠，血有瘀块，或淋漓不止，色暗滞，少腹胀痛，头晕目赤，口干唇燥，心烦失眠，舌红有瘀点，苔薄黄，脉细弦带数。

[辨证依据]

(1) 下腹有症瘕积聚症，下腹胀痛。

(2) 经行量多，色红质稠，血有瘀块，口干唇燥，心烦。

(3) 舌红有瘀点，脉细数。

[治则] 清热化瘀，凉血止血。

[方药]

(1) 逐瘀止血汤（方见崩漏）。经量多，有血块者，加花蕊石、茜草、山楂、炒蒲黄；月经多而色红者，加大蓟、小蓟、槐花、地榆、藕节；热重伤阴，加沙参、麦冬、阿胶；腹痛者，加炒蒲黄、五灵脂、红藤、败酱草、马齿苋。

(2) 震灵丹（《太平惠民和剂局方》）。禹余粮，代赭石，紫石英，赤石脂，乳香，没药，五灵脂，朱砂，糯米。

(3) 阴虚内热证。

[临床症候] 经行量不多，偶尔崩下，色暗红，头晕心悸，腰酸，口干咽燥，大便干结，舌红，苔薄，脉细数。

[辨证依据]

(1) 下腹有症瘕积聚症，经行量不多，色暗红。

(2) 头晕心悸，腰酸，口干咽燥，大便干结。

(3) 舌红，苔少，脉细数。

[治则] 养阴清热，凉血止血。

[方药]

(1) 清海丸（《傅青主女科》）。熟地，山茱萸，山药，丹皮，五味子，麦冬，白术，白芍，龙骨，桑叶，地骨皮，玄参，沙参，石斛。

出血多者，加大蓟、小蓟、槐花、旱莲草、荷叶炭；头晕腰酸者，加女贞子、枸杞子、龟板。

（2）固经丸（方见经期延长）。

（五）其他疗法

1. 中成药

（1）橘荔散结片（橘核、荔枝核、小茴香、乌药、川楝子、海藻、莪术、制首乌、党参、生牡蛎、益母草等），每次 4 ～ 6 片，每日 3 次。

（2）宫瘤清胶囊（熟大黄、土鳖虫、水蛭等），每次 3 粒，每日 2 次，14 日为 1 个疗程。

（3）桂枝茯苓胶囊（桂枝、茯苓、丹皮、白芍、桃仁等），每次 6 丸，每日 2 次。

（4）妇瘤消（西洋参、黄芪、白术、穿山甲、䗪虫、郁金、赤芍、田七、血竭、当归、木香、龙骨、牡蛎），每日 1 剂，3 个月为 1 个疗程。功能活血化瘀，行气导滞，软坚散结。

2. 针灸

（1）取子宫穴（双），刺 0.8 ～ 1.0 寸，斜刺法；曲骨、横骨，刺 0.6 ～ 0.8 寸，斜刺法，平补平泻。配耳穴皮质下。留针 5 ～ 20 分钟，隔日 1 次，10 次为 1 个疗程。

（2）火针取关元、中极、水道、归来，入针 2 ～ 3 分，快速刺入，快速退出，每周 2 次。

3. 推拿

取气海、中极、八髎、合谷、三阴交、血海。推擦任脉，点揉气海、中极，使小腹部有胀感，点按八髎，使麻胀感向腹部扩散，点按合谷、三阴交、血海，每穴 2 分钟。用于气滞血瘀证。

4. 外治

（1）桃仁、川芎、三棱、莪术、穿山甲、木通、路路通、陈皮、枳实、昆布、牡蛎各 15 g，䗪虫 12 g。肥胖痰湿者，加夏枯草、半夏各 15 g。上药浓煎 100 mL，待药液温度接近体温时，从肛门缓慢灌入，保留 12 小时以上，每日 1 次，30 次为 1 个疗程。

（2）穿山甲 20 g，当归尾、白芷、赤芍各 10 g，小茴香、生艾叶各 30 g。装入长 21 cm 宽 15 cm 的布袋内，放于小腹上，再放置热水袋。每晚 1 次，每次 20 分钟，30 日为 1 个疗程。

（3）妇疾康胶囊（麝香、珍珠、琥珀、冰片等组成），每次 2 粒，每 3 日 1 次，阴道给药，连用 2 ～ 3 个月。月经高峰期停用。

（六）转归与预后

子宫肌瘤患者应定期随访，2 ～ 3 个月检查 1 次，包括妇科检查和 B 超诊断，如发现腹胀、腹痛、阴道排液增多和不规则阴道流血应立即就诊，往往有变性可能，尤其在绝经期前后更应积极随访，预防恶变。

有子宫肌瘤患者不宜放置宫内节育器，尤其有肌壁间肌瘤和黏膜下肌瘤，以免造成经量更多和经期延长，也不宜服避孕药，最好由男方采用避孕措施。

对年轻的希望生育的肌瘤患者，可经腹做肌瘤剥出术。带蒂的黏膜下肌瘤脱出阴道则做经阴道摘除术。肌瘤增大，整个子宫超过 3 个月妊娠子宫大小，或近期内肌瘤明显增大，或月经量过多，继发重度贫血，可做全子宫切除术。

（七）预防与调护

（1）气滞是子宫肌瘤的相关因素之一，调畅情志是预防和护理子宫肌瘤患者的重要方面。

（2）子宫肌瘤患者常因月经过多导致贫血，应加强营养，多食铁含量及蛋白质含量较高的食物。

（3）子宫肌瘤患者常有经期延长，易发生感染，应保持外阴清洁，预防感染。

（4）合理应用性激素类药物。

二、子宫颈癌

宫颈癌是最常见的妇科恶性肿瘤。原位癌高发年龄为 30 ～ 35 岁，浸润癌为 45 ～ 55 岁，近年来其发病有年轻化的趋势。近几十年宫颈细胞学筛查的普遍应用，使宫颈癌和癌前病变得以早期发现和治疗，宫颈癌的发病率和死亡率已有明显下降。

中医学无宫颈癌病名，但根据其临床表现，与五色带、症瘕、恶疮、阴疮、崩漏等病症有部分相似。

（一）病因病机

宫颈癌的发病内因有七情郁结，气滞血瘀；外因有湿热湿毒内侵，滞留胞中，邪毒积聚，瘀血阻滞。《医宗必读》云："积之成毒，正气不足，而后邪气踞之。"故宫颈癌的发展扩散，疾病转归决定于邪正相搏的结果。

西医学认为宫颈癌的病因至今尚未完全明了。根据国内外资料，在未婚女子及未产妇中，宫颈癌发病率明显低于早婚、早孕妇女。其发病与早婚、性生活紊乱、过早性生活、早年分娩、密产、多产、经济状况、种族和地理环境等因素有关。约 50% 患者有早婚史，多次结婚也是发病因素之一。过早性生活指 16 岁之前已有性生活；早婚指 20 岁前已结婚，此时下生殖道发育尚未成熟，对致癌因素的刺激比较敏感，可因性行为而感染某些细菌或病毒，而频繁或杂乱的性刺激，可能诱发宫颈细胞的病变，发展为宫颈癌。高危男子是宫颈癌发病因素的论点已被重视，凡配偶有阴茎癌、前列腺癌或其前妻曾患宫颈癌者均为高危男子，与高危男子有性接触的妇女，易患宫颈癌。

近年发现某些经性交传播的病毒，如单纯疱疹病毒Ⅱ型（HSV-2）、人乳头瘤病毒（HPV）、巨细胞病毒（CMV）等可能与宫颈癌发病有一定关系。

（二）诊断

1. 妇科检查

早期宫颈癌肉眼观察无明显异常，或类似宫颈糜烂，随着病变逐步发展可出现糜烂型、增生型、浸润型及溃疡型 4 种类型。

糜烂型：宫颈口有较粗糙的颗粒状糜烂面，或有不规则的破溃，质脆易触出血。

增生型：又称外生型或菜花型。宫颈癌组织向外呈息肉样生长，乳头状突起，甚至像菜花样生长，质脆易触出血。

浸润型：又称内生型。癌组织向宫颈深部组织浸润，宫颈肥大，宫颈表面光滑或有浅表溃疡。

溃疡型：癌组织坏死脱落形成凹陷性溃疡，故又称空洞型。

2. 辅助检查

（1）宫颈细胞学检查：是发现宫颈癌前期病变和早期宫颈癌的主要方法。

（2）碘试验：是将碘溶液涂在宫颈和阴道壁上，观察其着色情况。正常宫颈阴道部和阴道鳞状上皮含糖原丰富，被碘溶液染为棕色或深赤褐色。如不染色，为阳性，说明鳞状上皮不含糖原。瘢痕、囊肿、宫颈炎或宫颈癌等鳞状上皮不含或缺乏糖原，均不染色，故本试验对宫颈癌的诊断无特异性。

（3）阴道镜检查：对宫颈表面进行观察，借以发现肉眼所不能看见的早期宫颈癌的一些表面变化，选择有病变部位做宫颈活检。

（4）宫颈和宫颈管活组织检查：是确诊宫颈癌及其癌前病变最可靠和不可缺少的方法。选择宫颈鳞一柱交接部的3点、6点、9点、12点处取4点活检，或在碘试验、阴道镜观察到的可疑部位取活组织做病理检查。有时须做宫颈勺搔刮送检，以排除病灶是否在宫颈内。

（5）宫颈锥切术：当宫颈细胞检查多次检查为阳性，而宫颈活检为阴性；或活检为原位癌，但不能排除浸润癌时，均应做宫颈锥切术并做病理组织学检查。

确诊宫颈癌后，根据具体情况，做胸部X线摄片、淋巴造影、膀胱镜、直肠镜检查等，以确定其临床分期。

（三）鉴别诊断

确诊主要依据宫颈活组织病理检查。应注意与有类似临床症状或体征的各种宫颈病变鉴别。包括：

1. 宫颈良性病变

宫颈柱状上皮异位、宫颈息肉、宫颈子宫内膜异位症和宫颈结核性溃疡等；

2. 宫颈良性肿瘤

宫颈黏膜下肌瘤、宫颈管肌瘤、宫颈乳头瘤等；

3. 宫颈恶性肿瘤

原发性恶性黑色素瘤、肉瘤及淋巴瘤、转移性癌等。

（四）辨证施治

病机是因脏腑虚损，正气损伤，七情郁结，木旺克土，水湿内聚，蕴而成痰，邪毒瘀阻，湿痰互结所致。临床有虚、实之分，虚证有肝肾阴虚、脾肾阴虚、中气下陷；实证有肝郁气滞化火、湿毒瘀热、湿痰结聚。实证以清热解毒，活血化瘀，涤痰软坚为主；虚证则根据各人体质不同随症加减，或病久则往往虚中夹实，实中夹虚，虚实夹杂，治疗也当扶正祛邪兼顾之。

宫颈癌的治疗须做到局部与全身治疗相结合，一方面通过整体治疗，治病求本，提高免疫功能，以扶正祛邪；尤其是中、晚期患者，使其可以达到带瘤生存，改善生活质量，延长生存期；另一方面是消除癌肿，主要是手术、放疗和药物局部治疗。

1. 肝郁化火证

[临床症候] 白带增多，偶杂血性，性情抑郁，心烦易怒，胸胁胀闷，喜叹息，少腹隐痛，口干欲饮，舌苔薄或有瘀点，脉细弦。

[辨证依据]

（1）有七情所伤史。

（2）性情抑郁，胸胁胀痛，善叹息，心烦易怒。

（3）舌苔薄或有瘀点，脉细弦。

[治则] 疏肝解郁，利湿解毒。

[方药]

（1）丹栀逍遥散（方见月经先期）加木馒头、八月札、夏枯草、黄檗、半枝莲、白花蛇舌草。

（2）舒郁清肝汤（《中医妇科治疗学》）。当归，白芍，白术，柴胡，香附，郁金黄，芩栀子，丹皮，甘草。

（3）香棱丸（《济生方》）。木香，丁香，三棱，莪术，枳壳，青皮，川楝子，小茴香。

2. 肝肾阴虚证

［临床症候］白带增多，或阴道不规则流血，或白带杂血，头晕目眩，腰骶酸痛，手足心热，口干，大便秘，舌红嫩，苔薄少或光剥，脉细。

［辨证依据］

（1）素体阴亏，或年高肾气不足。

（2）头晕目眩，腰骶酸痛，口干，大便秘。

（3）舌红，苔薄少或光剥，脉细数。

［治则］滋肾养肝，清热解毒。

［方药］六味地黄丸（方见经间期出血）加黄檗、草河车、夏枯草、白花蛇舌草、仙鹤草。腰酸者，加续断、桑寄生。

3. 湿热瘀毒证

［临床症候］白带增多，或黄白相间，或如米泔水，或如黄水，或如脓性，或黄色带下，秽臭难闻，口干咽燥，下腹疼痛，宫颈局部见癌灶感染坏死，舌淡红或有瘀点，苔薄腻或黄腻，脉弦数。

［辨证依据］

（1）素体肝旺脾虚。

（2）带下增多，或色黄，下腹疼痛，口干咽燥。

（3）舌淡红或有瘀点，苔黄腻，脉弦数。

［治则］清热解毒，活血化瘀。

［方药］

（1）黄连解毒汤（方见盆腔炎）加土茯苓、薏苡仁、丹皮、赤芍、草河车、半枝莲、白花蛇舌草。

（2）银甲丸（方见盆腔炎）。

4. 脾肾阳虚证

［临床症候］带下量多，质稀薄，秽臭不重，崩中漏下，腰脊酸楚，头晕目眩，倦怠乏力，形寒畏冷，纳减，大便溏，或先干后溏，舌旁边有齿痕，苔薄，脉沉细无力。

［辨证依据］

（1）素体肾脾虚弱，阳气不足。

（2）带下量多，质稀薄，崩中漏下，腰脊酸楚，形寒倦怠，纳减，大便溏。

（3）舌旁边有齿痕，苔薄，脉沉细无力。

［治则］温肾健脾，益气固涩，佐以清热解毒。

［方药］

（1）附子理中汤（方见艾滋病）合四神丸（方见月经前后诸证）加薏苡仁、椿根皮、草河车、白花蛇舌草、乌贼骨、仙鹤草。

（2）蓬莪术丸（《妇人大全良方》）。莪术，当归，桂心，赤芍，槟榔，昆布，琥珀，枳壳，木香，桃仁，鳖甲，大黄。

（3）渗湿消痰饮（《济阴纲目》）。苍术，白术，半夏，橘红，茯苓，白芷，香附，甘草。

5. 中气下陷证

［临床症候］带下量多，色白质稀，秽臭不重，有时杂红，肛门、阴道、少腹坠胀，头晕目眩，纳少神倦，劳累加剧，舌胖大边有齿痕，苔薄，脉细软。

［辨证依据］

（1）素体脾虚气弱。中气下陷，湿毒内侵。

（2）带下稀薄，阴坠后重，头晕目眩，神疲乏力。

（3）舌胖大边有齿痕，苔薄，脉细软。

［治则］益气升提，利湿解毒。

［方药］补中益气汤（方见月经先期）加薏苡仁、椿根皮、白花蛇舌草、半枝莲、乌贼骨、龙骨、牡蛎。

6. 痰湿结聚证

［临床症候］带下甚多，或黄白相间，形体肥胖，嗜睡乏力，纳减，大便溏，喉间有痰；吐之不尽，舌略胖，苔薄白，脉濡滑。

［辨证依据］

（1）素体脾虚。

（2）带下甚多，体胖嗜睡，纳少，大便溏，神疲乏力。

（3）舌略胖，苔薄白，脉濡滑。

［治则］化湿涤痰，软坚散结。

［方药］

（1）苍附导痰丸（方见多囊卵巢综合征）加半枝莲、夏枯草、海藻、昆布。

（2）开郁二陈汤（方见闭经）。手术后，气血两亏，用药时更要注意扶正祛邪，以扶正为主，保护脾胃。放疗后，由于火热伤阴，咽干口燥，小便黄，大便秘，舌红，脉细数，宜养阴润燥，清热解毒为主。

在治疗过程中，如阴道流血增多则以止血为主，可用清热凉血、祛瘀止血之品，常用小蓟、地榆、三七粉、蒲黄、槐花、陈棕炭、旱莲草、仙鹤草等。必要时可局部压迫止血；以疼痛为主，则须止痛，常用失笑散、金铃子散，配合乳香、没药、血竭、当归、地鳖虫、香附等；手术后体质亏损，气血两虚者则以补气养血为先，用归脾汤、人参养荣汤等调补气血；晚期肿瘤患者则以扶正祛邪为主，扶正能提高免疫力。邪盛正虚，邪毒内结，气阴二亏者，当以解毒散结，补气养阴，解毒散结，用黄连解毒汤加蛇床子、山慈菇、蚤休，龙葵、夏枯草、半枝莲、败酱草等；益气养阴用增液汤、生脉饮、补中益气汤、归脾汤加减，以达扶正祛邪目的。

（五）其他疗法

1. 中成药

（1）宫颈癌片，每次 2～3 片，每日 3 次。功能解毒散瘀。用于宫颈癌前期及各型宫颈癌。

（2）愈黄丹方（龙胆草 15 g，丹皮 12 g，全蝎、蜂房、黄檗、水蛭、人指甲、黄连、乳香、没药各6 g，白花蛇3条，海龙1条，共研细末，用金银花煎水为丸，外用雄黄为衣)，每次3～4.5 g，每日2次，温开水吞服。

(3) 四核清宫丸（山楂核、荔枝核、橘核、桃核各30 g，共研细末，制成蜜丸），每次15 g，每日3次，1个月为1个疗程。

2. 食疗

(1) 米酒冲鱼鳞胶（《本草纲目》）鲤鱼鳞30 g，米酒适量。鱼鳞放锅内，加水300 mL，用文火熬成鱼鳞胶，用温米酒兑水适量冲服，每日1次，连服15日。可止血疗腹痛。用于血热型阴道血不止，有臭味。

(2) 猪髓粥（《随息居饮食谱》）猪髓15～30 g，大米50 g，加水500 mL煮粥服食，每日1次。用于肝肾阴虚型。

3. 外治

(1) 中药催脱钉：山慈菇18 g，炙砒石9 g，雄黄12 g，蛇床子3 g，硼砂3 g，麝香0.9 g，枯矾18 g，冰片3 g。研细末，加适量红米糊（约9 g红米粉）制成长1 cm一头尖一头粗直径0.25 cm的栓剂，形似钉子状，消毒备用。用于宫颈癌早期0期、Ⅰ期、Ⅱa期的患者。

用窥阴器暴露宫颈消毒后，颈管内插钉每次1～2枚，或局部瘤体插钉，根据瘤体大小决定插钉数目，钉间距离约1 cm；插钉后填塞撒有适量（约1 g）蜈蚣粉（轻粉6 g，冰片1.5 g，麝香0.3 g，蜈蚣去头足4条，黄檗30 g，雄黄3 g，研末）的带线小棉垫，于宫颈表面，24小时后自取，每周上药3次，连续1个月为1个疗程，停药1周后复查活检，需要时再继续用药。

(2) 药线配方结扎疗法：用外科粗丝线拌药末（生附子15 g，芫花根皮15 g，白砒1.5 g，研细末备用）后结扎，能使肿瘤脱落，减少局部感染，缩短疗程。用于外生型、菜花型生长的癌肿。

(3) 三品中药饼／杆药物锥切：白砒45 g，明矾60 g，分别研细末混合，严格制成白色疏松状物，质轻易碎，研细后加雄黄7.9 g、没药3.6 g，并混合均匀，压制成一分硬币大小的三品饼（厚2 cm，重0.2 g）及三品杆（长20～25 mm，直径3 mm，重0.25 g），经紫外线消毒后用。功能祛腐败毒，清热生肌，以破坏局部肿瘤细胞的增生和繁殖为目的。用于宫颈鳞状上皮原位癌及宫颈鳞状上皮癌Ⅰa期。

用窥阴器暴露宫颈消毒后，用凡士林纱条保护好阴道及穹隆部，先敷一枚三品饼，7～9日后局部组织坏死成药物圆锥脱落，送病理活检，休息1～2日再上三品杆于宫颈管内，如此反复上药5～12次不等，直到宫颈全部摧毁，使宫颈管呈圆锥筒状。待所上三品饼及三品杆被组织吸收后，局部组织脱落前均换敷中药双紫粉或鹤酱粉。

临床应用时必须达到规定的技术指标，即阴道宫颈残端平穹隆、宫颈管被摧毁的范围纵深约28 mm，横深7 mm，宫颈外形呈圆锥形筒状缺损，锥底、锥腰、锥顶病理检查无癌细胞，缺损部位修复后形成小面光滑的新的宫颈，2个月后宫颈活检阴性为有效。

治疗过程中要注意观察创面出血、合并感染和对非病变组织的损伤，以免发生意外。

宫颈鳞癌早期浸润腺管型、宫颈鳞癌早期浸润癌灶汇合融合、宫颈鳞状上皮原位癌、宫颈鳞癌早期间质浸润波及阴道穹隆、老年妇女因宫颈高度萎缩或单纯颈管癌不便观察浸润深度者，均不宜使用。并发严重心、肝、肾疾病者禁用。如有药物不良反应，可用绿豆、土茯苓、金银花、紫花地丁、生甘草清热凉血解毒以预防或减轻之。

（六）转归与预后

宫颈癌的预后与临床期别、病理类型和治疗方法有关。早期手术与放疗效果相近，腺癌放疗效果不如鳞癌。淋巴结无转移者，预后好。

晚期病例的主要死因有：①尿毒症：肿瘤压迫两侧输尿管引起。②出血：癌灶侵犯大血管而引起。③感染：局部或全身感染。④恶病质：全身重要器官转移或全身衰竭。

（七）预防与调护

（1）加强宣传教育，普及肿瘤知识，提倡晚婚，计划生育，注意科学避孕及性生活卫生。

（2）积极预防与宫颈癌有关疾病，加强围产期保健，治疗慢性宫颈炎、子宫颈糜烂及不典型增生等。

（3）健全妇女防癌普查工作，贯彻预防为主的方针，建立各级肿瘤防治网及各级防癌组织，在基层医疗机构建立防治队伍，定期开展广泛的防癌普查。

（4）饮食调养，应选择高蛋白高热量的食品。

（5）忌烟酒及辛辣生冷食物。

第二章　中医外科疾病

第一节　甲状腺疾病

一、甲亢

本病属于中医“瘿气”的范畴，在《医学入门·瘿瘤篇》中有典型的描述：“瘿气，今之所谓瘿患者是也，由忧虑所生，忧虑伤心，心阴虚损，证见心悸失眠，多汗，舌尖红。七情不遂，则肝郁不达，郁气化火化风，证见情绪急躁，眼球突出，面颊升火，脉弦，震颤。肝火旺盛灼伤胃阴，阴伤则热，热则消谷易饥。若肝旺犯脾，脾失运化，证为大便溏泄，消瘦疲乏。”可见对本病也有细致的观察及深刻认识。素体阴虚是本病发生的内在因素，而情志因素则是促发本病的诱因。本病的基本病机是以阴虚为本，气火痰瘀为标。在病情发展过程中，常常表现为本虚标实，虚实错杂，互相影响的情况，故临床上应明确辨证，因证施治。

（一）诊断

1. 临床表现

（1）发病前可有精神刺激、妊娠、手术史等，出现怕热、多汗、易倦、烦躁心悸、乏力、手颤，食欲亢进但体重减轻，便次增多，月经紊乱等症状。

（2）心动过速、心音增强，脉压增大，期前收缩房颤，甚至心力衰竭，周围血管征阳性。

（3）甲状腺弥漫性肿大或结节性肿大，可有血管震颤及血管杂音。但也可无明显甲状腺肿大。

（4）可伴有突眼症及甲亢眼症，舌、手震颤，局限性胫前黏液性水肿，皮肤温湿，潮红，可有周期性肌麻痹。

2. 辅助检查

（1）基础代谢率（BMR）升高，基础代谢率测定目前多采用间接计算法（静息状态时，脉搏 + 脉压 −111=BMR），正常值为 −15% ～ +15%。BMR 低于正常者可排除甲亢。甲状腺摄 ^{131}I 率升高（3 h ＞ 25%；24 小时＞ 45%），高峰值提前（3 小时摄 ^{131}I 率为 24 小时的 80% 以上），甲状腺片或 T_3 抑制试验阴性。

（2）血清 T_3、T_4、FT_4（游离甲状腺素）升高，TSH（血清促甲状腺）水平降低，TRH（促甲状腺激素释放激素）兴奋试验无反应。

（3）血清胆固醇降低，葡萄糖耐量可降低。

（4）免疫学检查：血清甲状腺刺激性免疫球蛋白（TSI），长效甲状腺刺激素（LATS）阳性，甲状腺抗体，如甲状腺球蛋白抗体、甲状腺微粒抗体的阳性率和滴度可升高。

（5）甲状腺扫描：可发现功能性自主性甲状腺热结节或冷热结节交错。异位甲状腺肿，并可排除甲状腺炎、甲状腺癌、甲状腺囊肿（冷结节）。

（二）治疗

1. 中医内治

适宜中医治疗的甲亢主要有以下几点：

（1）服西药无效或服药有效但停药后复发；或对西药过敏及有较重的副作用者。

（2）甲亢术后复发，有再次手术禁忌证者。

（3）中药消除抗甲状腺西药的副作用，如粒细胞减少，肝功能异常，胃肠道反应等。

（4）术前治疗甲亢性心脏病可降低手术风险。

1）气滞痰凝。

症候：颈前瘿肿，软而不痛，胸闷，喜太息，烦躁易怒，病情常与情绪波动有关，舌苔薄白，脉弦。

治则：理气解郁，化痰消瘿。

方药：丹栀逍遥散加减：柴胡 6 克，白芍 15 克，茯苓 15 克，当归 10 克，青陈皮各 6 克，丹皮 6 克，炒栀子 9 克，夏枯草 12 克，生牡蛎 24 克，法夏 10 克，制香附 9 克，郁金 6 克，甘草 6 克。

2）肝火亢盛。

症候：瘿肿、眼突，烦热，多汗，多食易饥，急躁易怒，口苦面赤，手颤，舌红，苔黄，脉弦数。

治则：清肝泻火。

方药：龙胆泻肝汤加减。龙胆草 9 克，炒栀子 9 克，黄芩 10 克，柴胡 6 克，泽泻 9 克，车前子 10 克，知母 6 克，当归 9 克，夏枯草 12 克，生牡蛎 20 克，甘草 6 克。

加减法：瘿肿质硬有结节者加白芥子、丹参、牡蛎、黄药子；多食易饥者加知母生石膏，多汗者加黄芪、浮小麦、牡蛎；手颤重者，加双勾、珍珠母、石决明、白蒺藜。

3）心肝阴虚。

症候：瘿肿质软，心悸不宁，心烦少寐，多汗，手颤，眼干目眩，倦怠乏力，舌质红，舌体可见颤动，脉弦细数。

治则：养心安神，滋阴柔肝。

方药：天王补心丹加减。太子参 10 克，天冬 10 克，麦冬 10 克，生地 15 克，五味子 9 克，柏子仁 10 克，枣仁 15 克，沙参 20 克，枸杞子 10 克，炙志肉 9 克，白芍 15 克，炙甘草 9 克。

加减法：手指及舌体颤动重者，加钩藤，白芍；大便稀溏，便次增加者，加白术、山药、苡仁、麦芽；耳鸣腰酸者，加女贞子、首乌、龟板；病久正气消耗，消瘦乏力者，酌加黄芪、山芋、熟地、枸杞、首乌等。

抗甲状腺素药物所致之粒细胞减少者，予生脉散合当归补血汤加减：太子参 12 克，麦冬 12 克，五味 9 克，黄芪 12 克，当归 10 克，鸡血藤 15 克，丹参 12 克，黄精 9 克，龟板胶 9 克，灵芝 9 克，炙甘草 9 克。胃肠道反应，如恶心、呕吐、食欲缺乏、便溏等，予柴胡平陈汤加减：柴胡 6 克，黄芩 10 克，太子参 12 克，法夏 9 克，白术 12 克，陈皮 9 克，茯苓 15 克，砂仁 6 克，炒麦芽 9 克，甘草 6 克，苡米 12 克，厚朴 3 克。药物致肝功能损害者予柴芍六君子汤加减：柴胡 6 克，白芍 15 克，太子参 12 克，白术 12 克，陈皮 9 克，茯苓 15 克，五味 9 克，炒麦芽

12克，丹参10克，大枣4枚，甘草6克。

甲亢性心脏病，心律失常（期前收缩、房颤、房扑等）者予炙甘草汤加减：炙甘草9克，人参15克，麦冬12克，生地12克，胡麻仁10克，阿胶（烊化）10克，丹参15克，炙志肉10克，柏子仁12克，五味9克，茯神15克，当归9克，酸枣仁20克，石菖蒲3克，龙骨15克。出现心衰者，可予独参汤、参麦散、参附汤，随证选用。

2. 其他治疗

手术治疗：

（1）手术治疗适应证：①甲状腺肿大明显或伴有压迫症状者。②中至重度以上甲亢（有危象者可考虑紧急手术）。③抗甲状腺药物无效，或停药后复发者，有副作用而不能耐受或不能坚持长期服药者。④结节性肿伴甲亢或甲亢伴肿瘤者。⑤胸骨后甲状腺肿伴甲亢。⑥中期妊娠，又不适合用抗甲状腺药物者。

（2）手术方式为甲状腺大部切除术，一般应切除腺体90%左右，术前应以碘剂，或普萘洛尔做术前准备。

（三）预防及调护

（1）戒暴怒，除烦恼，避忧思，保持情志舒畅。

（2）忌食辛辣肥腻、咖啡浓茶，宜进清淡易消化食物。

（3）生活起居要有规律，积极锻炼身体，增强体质，做好妇女青春期、妊娠期及更年期的保健工作。

二、慢性淋巴性甲状腺炎

慢性淋巴性甲状腺炎又称桥本氏病或桥本甲状腺炎、自身免疫性甲状腺炎，是一种非感染性、自身免疫性甲状腺疾病。文献报道，发病率有逐年增高的趋势，其发病原因尚不明了，一般认为桥本氏病是在自身遗传因素和免疫缺陷的基础上，加之环境因素等共同作用所致。其病理变化是甲状腺弥漫性肿大，组织内有大量淋巴细胞和浆细胞浸润，滤泡上皮退化，广泛的纤维组织增生，使甲状腺细胞萎缩，常可导致甲状腺功能低下。

本病属于中医“瘿病”的范畴。中医认为，由于素体虚弱，饮食失调，情志内伤等，造成阴阳失调，气血失平，气滞血瘀，痰凝于颈项而形成瘿肿。

（一）诊断

1. 临床表现

本病多发生于青中年女性，男性少见，男女之比为1：20左右。发病缓慢隐匿，常无特殊症状，80%～90%患者的主要表现为甲状腺肿大，多呈弥漫性，不对称，质地坚韧如橡皮样，表面平整，与周围组织粘连，病程后期，由于甲状腺逐步纤维化，使呈多结节状，摹似甲状腺新生物，附近淋巴结不肿大，部分患者在病变早期可有甲亢表现，后期由于甲状腺萎缩则可出现乏力、黏液性水肿等甲减临床表现，约60%的患者以甲状腺功能减低为首发症状。少数患者可出现甲状腺高度肿大，质硬而出现颈部压迫症状。

2. 辅助检查

甲状腺球蛋白和微粒抗体阳性；血清蛋白结合碘和丁醇提取碘多为正常，碘摄取率一般正常。甲状腺核素扫描可见其形态对称，但放射性分布多呈不均匀，有片状稀疏区，过氯酸钾盐排泄试验阳性。BMR 正常或降低。T_3、T_4 值正常，TSH 值降低，但在甲功减退时升高。细针吸细胞学检查（FNAB）可明确诊断，并可与甲状腺癌相鉴别。

Tisher（1957）提出的五项标准，在大多数情况下适用，诊断正确率可达 70% ～ 90%。①甲状腺肿大质坚韧，结节感，所有的甲状腺包括椎体叶都能摸到。②甲状腺抗体阳性。③血清 TSH 升高（正常值＜ 10/mL）。④甲状腺扫描呈点状浓聚及不规则稀疏。⑤过氯酸钾盐排泄试验阳性。凡在上述五项标准中，有两项符合者可拟诊本病，具备第④、⑤项者可予确诊。细胞学穿刺检验有很高的诊断价值。

（二）治疗

1. 中医内治

（1）气郁痰阻证。

症候：发病早期，甲状腺肿大，不痛，或有颈部胀痛不适，胸闷喜太息，病情波动与情志因素有关。苔白薄，脉弦。

治则：疏肝解郁，化痰消瘿。

方药：柴胡疏肝散加减。柴胡 9 克，川芎 9 克，白芍 15 克，香附 9 克，郁金 6 克，青皮 6 克，海藻 15 克，昆布 10 克，黄药子 10 克，牡蛎 20 克，法夏 10 克，云苓 15 克，太子参 15 克，山慈菇 10 克。

若痰气互结化火，出现心悸、身热、汗出、烦躁、易怒等甲亢症状者，加龙胆草、夏枯草、清肝泻火；咽部不适者加射干、桔梗、牛蒡子等利咽消肿。

（2）脾肾阳虚证。

症候：病延日久，瘿肿坚硬，有结节，兼见畏寒肢冷，性欲减退，形体虚胖，舌体胖，苔薄白，脉沉细。

治则：温补脾肾，消瘿散结。

方药：金匮肾气丸加减。熟地 15 克，山药 12 克，山芋 9 克，云苓 15 克，泽泻 9 克，制附子 5 克，肉桂 5 克，海带 10 克，海藻 15 克，鸡血藤 30 克，法夏 10 克，青皮 6 克，丹参 15 克，党参 10 克。

若瘿肿坚硬如石，阻塞气门、声门，出现呼吸不畅，胸闷气短，声音嘶哑，吞咽困难者，可酌加三棱、莪术、黄药子、山慈菇、牡蛎等。

中医治疗本病有一定优势，临床上应根据患者的具体情况，分别采用标本兼治之法，补益正气，疏肝解郁，化痰消瘿，达到提高自身免疫能力，缓解不适症状和消除肿大的甲状腺的目的。一般疗程为 3 ～ 6 个月。重症患者可采用中西医结合治疗，可缩短疗程，减少复发。

2. 其他治疗

本病发展缓慢，可维持多年不变，如不治疗，除极少数病例有自行缓解外，最终均会发展成甲状腺功能减退，其治疗原则是甲状腺激素的替代治疗。如干制甲状腺片从 30 ～ 40 mg 开始，间隔 7 ～ 10 天增加 20 mg，总量为 120 ～ 180 mg/ 天，3 ～ 6 个月后改维持量 60 ～ 80 mg/ 天，应用类固醇药物可使甲状腺缩小，硬度减轻，一般用泼尼松 30 ～ 40 mg/ 天，1 个月后减量至 5 ～ 10 mg/ 天，疗效快速，明显，但停药后可复发，一般与甲状腺制剂合用。

一般不采用手术治疗，但在下列情况可考虑手术治疗：①有明显压迫症状，口服甲状腺制剂效果不明显者，行甲状腺峡部或腺体部分切除；②甲状腺癌变者。

（三）预防及调护

（1）增强体质，提高机体的免疫能力。

（2）多吃含碘食物，如海带、紫菜等，少吃辛辣刺激食物。

（3）定期复查，每 3 ～ 6 个月复查 1 次甲状腺功能，以调整药物用量。

（4）服药期间如出现心悸、胸闷，应立即到医院检查治疗。

第二节　乳房疾病

一、急性乳腺炎

急性乳腺炎是乳房的急性化脓性感染，为乳房疾病中的常见病。绝大多数发生于产后哺乳期，以初产妇多见。本病初起时乳房内有痛性肿块，乳汁排出不畅，局部皮肤发红，如病情发展，肿痛加重，脓肿形成，可伴有畏寒发热。如在初起阶段治疗后乳汁排出通畅，则可能肿块消散，否则易致化脓，甚至引起败血症，部分患者可形成乳瘘。

本病多因产后抵抗力下降，排乳不畅，乳汁瘀滞，加之乳头破损，细菌沿淋巴管、乳管侵入乳房继发感染而成，细菌多为金黄色葡萄球菌，少数为链球菌。

急性乳腺炎属于中医“乳痈”范畴。因发病原因和发病时间不同，而有多种名称；于哺乳期发生的，名外吹乳痈，在妊娠期发生的名内吹乳痈；在非哺乳期亦非妊娠期发生者名不乳儿乳痈。中医治疗采用分期（初起、成脓、溃后）论治与辨证分型（气滞热壅、热毒炽盛、正虚毒恋）相结合治疗。

（一）诊断

1. 临床表现

乳痈初起，患者出现寒战高热，乳汁排出不畅，继而乳房内出现界限不明显的肿块，有胀痛，表皮发红，触痛明显，随着病情继续发展，患部疼痛加重，呈搏动性疼痛，局部皮肤潮红、发热，同侧腋窝淋巴结肿大疼痛。炎症局限后，即形成急性乳腺脓肿，此时肿块中央变软，指按有波动感，穿刺可吸出脓液。脓成破溃或切开排脓后，脓流通畅，则逐渐肿消痛止。若排脓不畅，肿势不消，疼痛依旧，形成脓袋。部分患者溃后乳汁从疮口溢出，经久不愈而形成乳瘘。

2. 辅助检查

血细胞分析检查可有白细胞总数升高及中性粒细胞比例增高。B 超检查可提示脓肿是否形成及脓肿的部位。脓液培养及药敏试验可指导选用抗生素。

应注意与炎性乳腺癌相鉴别。

（二）治疗

急性乳腺炎治疗当以消为贵，乳汁瘀滞者以通畅乳汁为主，脓成者应彻底排脓，并发脓毒血症者应及时采用中西医结合治疗，形成乳瘘者当以“回乳”为要，否则漏口难以愈合。

1. 中医内治

（1）初起（气滞热壅）：乳痈初起时乳房肿胀疼痛，皮色微红，乳汁排出不畅，乳房结块，可伴恶寒发热，头身疼痛，口渴、苔薄或薄黄，舌质淡红，脉数。

治则：疏肝清胃，通乳消肿。

方药：括蒌牛蒡汤加减。全括蒌 10 克，牛蒡子 10 克，柴胡 10 克，青皮 6 克，陈皮 6 克，蒲公英 15 克，赤芍 15 克，银花 20 克，连翘 15 克，王不留行 10 克，路路通 6 克，生麦芽 30 克，甘草 6 克。

（2）成脓（热毒炽盛）：病势渐笃，热毒炽盛，患乳肿块逐渐增大，皮肤焮红灼热，痛剧，呈持续性搏动性疼痛，壮热，口渴喜饮，肿块中央变软，按之应指。或切开排脓后引流不畅，红肿热痛不消，有袋脓现象或传囊之变，舌红，苔黄腻，脉洪。

治则：清热解毒、托里排脓。

方药：瓜蒌牛蒡汤合透脓散加减。瓜蒌 10 克，炒牛蒡子 9 克，柴胡 10 克，当归 10 克，赤芍 12 克，炮穿山甲 6 克，皂角刺 6 克，生黄芪 15 克，银花 20 克，蒲公英 30 克，丹皮 9 克，黄芩 10 克，炒栀子 9 克，甘草 6 克。

（3）溃后（正虚邪恋）：溃后正虚毒恋，乳房肿痛虽逐渐减轻，但溃口脓水不断，或疮口有奶汁流出，形成乳漏，伴面色少华，食欲缺乏乏力，或低热不退，舌质淡，苔白，脉细弱。

治则：益气和营托毒。

方药：托里消毒散加减。生黄芪 15 克，党参 15 克，白术 10 克，茯苓 12 克，川芎 6 克，炮山甲 6 克，当归 10 克，皂角刺 10 克，花粉 10 克，蒲公英 15 克，苡米 15 克，败酱草 12 克，甘草 6 克。乳瘘者以生麦芽 30～60 克，山楂 15～30 克，煎水服以回乳，否则乳瘘口难以愈合。

2. 外治

（1）初起：乳汁瘀滞，乳房结块肿痛，乳汁瘀滞不畅，以疏通乳络，使乳汁瘀滞通畅为要务，可用热敷（发病 48 小时后）加乳房按摩。方法是先揪乳头数次，然后从乳房四周轻柔地向乳头方向按摩，将瘀滞的乳汁推出。也可用吸奶器将奶汁吸出。或用金黄散或玉露散冷开水调敷，或用鲜蒲公英、鲜菊花叶、仙人掌去刺捣烂外敷，或用 50 克芒硝溶液湿敷。

（2）成脓：脓肿形成时，应在波动感及压痛最明显处及时切开排脓，深部脓肿如果搏动不明显，可先用超声波定位，并用穿刺证实后再行切开引流。手术切口可循乳管方向做放射状切口，避免乳管损伤而引起乳漏。

如果有数个脓腔，则应分开脓腔间隔，充分引流，必要时作几个切口，以便于引流。深部脓肿或乳腺后脓肿，可在乳腺下皱褶处作弧形切口，在乳腺后间隙与胸肌筋膜间分离，直达脓腔。这种切口便于引流，不易损伤乳管。

（3）溃后：切开排脓后，用八二丹或九一丹掺于盐水纱条或药线插入切口引流，切口周围外敷金黄膏。脓净时，改用生肌散，玉红膏等外用，生肌收口。形成乳瘘者可用棉垫法束紧，促进愈合。同时，内服西药（如己烯雌酚）或中药回乳。

3. 针灸疗法

急性乳腺炎早期可使用针灸治疗。

取主穴：足三里、肩井、列缺、膻中。配穴取血海、期门、膈俞。

4. 其他

感染重者可应用抗生素。

（三）预防及调护

（1）哺乳期要保持乳头清洁，同时注意乳儿口腔清洁，避免乳头擦伤皲裂以防感染。

（2）定时哺乳，每次哺乳时应将乳汁吸尽，不能吸尽时可用手按摩挤出或用吸奶器吸出。

（3）以胸罩或三角巾托起患乳。

二、乳腺增生病

乳腺增生病又称乳腺结构不良症、乳腺小叶增生、乳腺囊性慢性纤维增生病等，是乳腺组织既非炎症也非肿瘤的良性增生性疾病。增生可发生于腺管周围并伴有大小不等的囊肿形成。也可发生在腺管内，表现为上皮的乳头样增生，伴乳管囊性扩张。还有一类是小叶实性增生。本病好发于 20 ～ 50 岁的青中年妇女，其发病率约占乳腺疾病的 75%，是最常见的乳腺疾病。本病的主要表现为乳腺胀痛、乳腺肿块，极少数患者可发生癌变。

乳腺增生病属于中医“乳癖”范畴。与月经周期及情志不遂有关，多为肝郁气滞、冲任失调、痰瘀凝结所致，临证选药应从肝论治。

（一）诊断

1. 临床表现

本病发病年龄多在 20 ～ 50 岁，未哺乳及接近绝经期的妇女为本病的高发人群。其主要临床表现为：

（1）乳房疼痛：常在经前痛甚，经潮后疼痛减轻或消失，也有不规律疼痛者。疼痛多为胀痛或钝痛，疼痛主要以乳房肿块处为甚，常涉及胸肋部或肩背部，多随精神情绪改变而变化。

（2）乳房肿块：可呈单一肿块、乳腺区段结节肿块、弥漫型、多形状肿块，肿块的质地中等或硬韧，表面光滑或颗粒状，活动度好，多有触痛。多数人于月经前、情绪不佳时肿块变硬变大，经潮后或情绪好时肿块变小变软。

2. 辅助检查

乳房钼靶 X 线摄片，超声检查及红外线热图像，针吸细胞学检查有助于本病的诊断。诊断不清或难以与恶性肿瘤相鉴别者，可行活体组织病理切片检查。

临床上应与乳癌鉴别。

（二）治疗

中医药治疗本病有其独到之处，止痛与消除肿块是治疗本病之要点。根据具体情况辨证施治，可采用中药内服、外敷、针灸治疗等。

1. 中医内治

（1）肝郁气滞证：多见于青年女性，乳腺肿块胀痛或刺痛，经前痛甚，随喜怒消长，亦见情绪抑郁、心烦易怒、胸闷胁胀、失眠多梦，心烦口苦，苔薄黄，脉弦滑。

治则：疏肝解郁。

方药：逍遥散或柴胡疏肝散加减。柴胡 6 克，当归 10 克，川芎 6 克，制香附 9 克，白芍 15 克，青皮 6 克，郁金 6 克，天冬 12 克，全瓜蒌 9 克，橘络 9 克，丝瓜络 9 克，丹参 12 克，甘草 6 克，加减法：肿块质硬范围大者加夏枯草、生牡蛎、海藻等，痛甚者加川楝子、元胡索等。

（2）冲任失调证：多见于中年妇女，乳房肿块表现突出，乳房疼痛较轻或无疼痛，或有乳头溢液伴有腰酸乏力，神疲倦怠，失眠多梦，月经失调，量少，或闭经，舌淡，苔白，脉数细。

治则：调摄冲任。

方药：二仙汤合四物汤加减。仙茅 10 克，仙灵脾 10 克，柴胡 6 克，白芍 15 克，生地 12 克，当归 12 克，川芎 6 克，丹参 12 克，夏枯草 10 克，天门冬 12 克，制香附 9 克，青皮 6 克，鹿角片 6 克，甘草 6 克，菟丝子 9 克，枣仁 15 克。

治疗乳腺增生病的成药很多，如逍遥丸、乳癖消片、乳康片、消咳片、乳增灵、天门冬素片等，可随证选用。

2. 外治

阳和解凝膏掺黑退消或桂麝散盖贴，或用乳香、没药、青皮、山慈菇、皂角刺等为末醋调外敷。

3. 针灸疗法

（1）耳针：主穴：乳腺、内分泌、胃，配穴、枕、皮质下、交感、肾上腺、肝。

（2）体针：主穴：膻中、期门、幽门、乳根，配穴、鱼际、天池、少泽、天溪，采用平补平泻手法。

4. 磁疗

应用磁疗仪治疗。

（三）预防及调护

（1）保持心情舒畅，情绪稳定。

（2）适当控制脂肪类食物摄入量。

（3）治疗月经不调等妇科疾病及内分泌疾病。

（4）本病患者应定期复查，以防恶变。

第三节　外科急腹症

一、急性腹膜炎

急性腹膜炎属于中医“结胸”范畴。病因、病机复杂多变，发病之初，由于气机逆乱，瘀血停滞，多为气血壅闭；中期则迅速化热，热毒之邪壅滞于肠胃；后期则热毒之邪伤阴及阳，正虚邪陷，甚至发生厥脱。临床辨证用药以清热解毒、活血止痛，通里攻下，扶正救逆为大法，并随证变通。

（一）诊断

1. 临床表现

（1）腹痛：是最主要的症状，多在发热之前出现，腹痛多较剧烈，呈持续性、咳嗽、深呼吸及体位改变时加重，因而患者常呈蜷曲卧位不愿活动，腹痛与炎症范围大致相同。腹痛一般在原发病灶部开始，然后向全腹扩散，但疼痛仍以原发病灶部位最明显。

（2）呕吐：早期为反射性，次数少，多为胃内容物，晚期多因肠麻痹所致，量多，可吐出粪臭的肠内容物。

（3）全身中毒征象：早期呈急性病容，高热，出冷汗，脉速，呼吸浅快，舌燥苔黄。

晚期患者虚弱，表情淡漠，四肢发凉，眼球凹陷，口唇发绀，呼吸急促，血压下降或不稳定，舌质苍老，苔棕黄或焦黑，脉细数微弱。

（4）腹部体征。

1）望诊：腹式呼吸减弱或消失，伴有明显腹胀，腹胀加重往往是判断病情发展的重要指标。

2）触诊：腹膜刺激征阳性（腹部压痛、反跳痛和腹肌紧张）。

3）叩诊：腹部呈鼓音，腹腔内液体积聚多时可叩出移动性浊音。若为胃肠道穿孔，腹腔内有大量气体而使肝浊音界缩小或消失。

4）听诊：肠鸣音减弱或消失。

2. 辅助检查

X 线检查：消化道穿孔时可在立位或左侧卧位发现膈下游离气体，肠梗阻时可见液平面。B 超探查：能了解肝、胆、脾、胰状况，当内脏穿孔破裂时常可见腹腔积液。CT 扫描：可了解肝、胆、脾、胰情况及腹腔积液、游离气体等。血常规、血气分析等实验检查对诊断腹膜炎有很大帮助。血液化验：白细胞总数和中性白细胞明显增高，白细胞总数可高达 2 万以上，但在老年或衰弱、重危患者白细胞总数和中性白细胞可不增高甚至降低。腹腔穿刺：抽出液体的颜色、浑浊度、气味，以及常规化验或淀粉酶的测定结果有助于诊断。

（二）治疗

1. 治疗原则

（1）非手术疗法：中西结合非手术疗法适用于：①原发性腹膜炎。②对于继发性腹膜炎，如胃十二指肠穿孔在空腹时发生，穿孔较小，腹腔积液较少，急性阑尾炎穿孔被肠曲、大网膜包裹者。③局限性腹膜炎或弥漫性腹膜炎超过 24 小时，已有局限趋势或已形成脓肿者。

（2）手术疗法：腹腔内病变严重，如内脏损伤、破裂、绞窄性肠梗阻或炎症引起的肠穿孔、胆囊穿孔以及手术后胃肠吻合口瘘等均应及早手术治疗。

手术的基本原则是：①控制腹腔污染源。②减少腹腔内细菌量。③防止腹腔感染的持续和复发。

2. 全身治疗

（1）半卧位：在无休克的情况下取半卧位，有利于液体流向盆腔，减少腹膜吸收并便于处理，同时可使膈肌下降，改善呼吸循环功能。

（2）禁食：胃肠减压，以减轻或防止腹胀，促进胃肠功能恢复。

（3）纠正水、电解质紊乱，维持酸碱平衡，营养支持及对症处理。

（4）控制感染，选用有效、足量的抗生素，静脉给药，根据细菌培养及敏感试验选用针对性抗生素。

3. 中医内治

原发性腹膜炎、局限性腹膜炎均可配合中医辨证施治。

（1）胃肠实热证：持续性腹部剧痛，腹胀拒按，局部或全腹压痛，反跳痛，腹肌紧张，肠鸣音减弱或消失，伴发热恶心、呕吐，便秘溲赤，舌质红，苔黄腻，脉弦数。

治则：清热解毒，通腑祛瘀。

方药：大黄牡丹皮汤合黄连解毒汤加减。生大黄9克，牡丹皮9克，桃仁9克，冬瓜仁10克，黄连6克，黄芩10克，黄檗6克，炒栀子9克，川厚朴10克，薏苡仁12克，败酱草12克。

（2）邪盛正虚证：腹痛、腹胀持续，全腹压痛，反跳痛，腹肌紧张，伴倦怠，气短，口干唇燥，汗出肢冷，舌红，苔少，脉细数或沉细。

治则：泻热通便，益气养阴。

方药：黄龙汤加减。细生地15克，麦冬10克，玄参15克，人参6克，生大黄7克，当归9克，枳实9克，厚朴9克，甘草6克。

加减：如出现神昏谵语，可配服安宫牛黄丸。手足厥冷，冷汗淋漓，喘促不安，脉微欲脱，血压下降，此系阳气暴脱之证，急予参附汤回阳救脱。

4. 针灸

针灸有缓急止痛，理气消胀，促进胃及十二指肠穿孔闭合，调节胃肠蠕动等作用。取穴：足三里（双）、中脘、梁门、天枢、曲池、内关，强刺激。内关、足三里留针15分钟。

注：继发性细菌性弥漫性腹膜炎，一旦诊断确立，应及时手术治疗。

（三）预防及调护

（1）绝对卧床休息，取半卧位（休克患者例外）。

（2）中西结合非手术治疗患者，应严密监测，复查其腹部体征变化。

（3）术中放置引流条者，应严密观测其引流物的性质、量，并保持引流通畅。

（4）患者胃肠道功能恢复，宜先进流质饮食，逐步改为半流质，切忌暴饮暴食。

二、急性阑尾炎

急性阑尾炎是外科常见急腹症。阑尾腔梗阻后并发感染是急性阑尾炎的基本病因。本病可发生于任何年龄，以青壮年为多，男性多于女性。发病率居外科急腹症首位，占外科住院患者的10%～15%。急性阑尾炎症状变化多，且无特异的辅助检验方法，易与妇女右侧附件病变、泌尿系结石、回肠末端及回盲部其他病变等混淆，漏诊和误诊时有所见，临床上应高度重视。

（一）诊断

1. 临床表现

（1）初期：腹痛多起于脐周或上腹部，数小时后腹痛转移并固定于右下腹部，疼痛呈持续性、进行性加重。约70%～80%的患者有典型的转移性右下腹痛的特点，但也有部分患者发病开始疼痛即出现在右下腹部。右下腹压痛、反跳痛，压痛点常在麦氏点（右侧髂前上棘与脐连线的中外1/3交界处），可随阑尾位置变异而改变。两侧足三里、上巨虚穴附近（阑尾穴）可有压痛点，可伴恶寒发热，恶心纳减等症状。

（2）酿脓期：若病情发展，渐至化脓，则腹痛加重，右下腹压痛，反跳痛，局限性腹肌紧张；或在下腹可触及包块，高热（T39℃以上），恶心呕吐、纳呆口渴、便秘或腹泻。

（3）溃脓期：腹痛扩展至全腹部，腹肌挛急，全腹压痛，伴恶心呕吐，大便秘结或便下黏冻，高热汗出，口干唇燥。

2. 腹部检查

（1）压痛、反跳痛：常在右下腹麦氏点或其附近有明显压痛。随着阑尾解剖位置的变异，压痛点可相应改变，但关键是右下腹有一固定的压痛点，压痛的程度和范围与炎症的严重程度相关。

（2）腹肌紧张：阑尾化脓即有此体征，坏疽穿孔并发腹膜炎时腹肌紧张显著。老年及肥胖者腹肌反应较弱，须同时检查对侧腹肌进行对比，才能判断有无腹肌紧张。

（3）结肠充气试验，也称 Rovsing 征，先以一手压住左下腹降结肠区，再用另手反复压迫其上端，感右下腹疼为阳性。

（4）腰大肌试验：患者左侧卧位，右下肢向后过伸引起右下腹痛者为阳性，对盲肠后阑尾炎的诊断有帮助。

（5）闭孔肌试验：仰卧位，右腿前屈 90°，引起右下腹痛为阳性，有助于盆腔位阑尾炎的诊断。

3. 辅助检查

血常规检查：多数患者白细胞计数升高及中性粒细胞比例增高，B 超检查对化脓性阑尾炎包裹、阑尾周围脓肿形成有诊断意义，并可排除右侧输尿管结石及女性患者右侧附件病变。腹部 X 线透视可排除胃十二指肠溃疡穿孔（溃疡穿孔后膈下可见游离气体）。

4. 鉴别诊断

（1）胃十二指肠溃疡穿孔：穿孔后胃内容物可沿升结肠旁沟流至右下腹部，似急性阑尾炎的转移性腹痛。患者多有溃疡病史，突发上腹部剧痛，迅速蔓延至全腹，除右下腹压痛外，上腹部仍有疼痛及压痛，腹肌板样强直，肠鸣音消失，可有肝浊音界消失，X 线透视或拍片可见腹腔游离气体。诊断性腹腔穿刺可抽吸出混浊性液体及胃肠内容物。

（2）右侧输尿管结石：腹痛多在右下腹，为突发性绞痛，向会阴部或同侧肾区放射，有肾区叩击痛，但腹部体征不明显。尿液化验有红细胞、B 超检查可发现结石声影和肾积水，X 线拍片约 90% 可显示结石影。

（3）妇产科疾病。①宫外孕：常有出血症状、停经史及阴道不规则出血史，妇检阴道内有血液，阴道后穹隆穿刺出血液等；②卵巢滤泡或黄体囊肿破裂：临床表现与宫外孕相似，但较轻微，多在月经中后期发病；③卵巢囊肿蒂扭转：腹痛突发而剧烈，盆腔检查可发现右侧肿物，CT、B 超检查有助于明确诊断；④急性输卵管炎：腹部检查时压痛部位较阑尾炎部位低，两侧均有压痛，白带增多或有脓性分泌物，分泌物涂片检查可有革兰阴性双球菌。

此外，还需与回肠末端病变如美克氏憩室炎、回盲部肿瘤、结核、急性肠系膜淋巴结炎，右侧胸膜炎等疾病鉴别。

（二）治疗

中医治疗急性阑尾炎有较成功的经验。以清热解毒、活血化瘀、消痈止痛、通腑排脓为治疗大法，对于初期、酿脓期及右下腹出现包块者疗效较好，反复发作或病情较重者应予中西结合治疗。对于阑尾穿孔致弥漫性腹膜炎者，应及时手术治疗。

1. 中医内治

（1）瘀滞证（初期）。

症候：转移性右下腹痛，呈持续性或阵发性加剧，右下腹有局限性压痛及反跳痛，可有轻度腹肌紧张，部分患者可扪及局限性包块，伴轻度恶寒发热，恶心纳呆，苔白腻，脉弦紧。

治则：清热解毒，活血化瘀，理气止痛。

方药：仙方活命饮。银花30克，防风7克，白芷6克，当归10克，赤芍12克，陈皮9克，大贝9克，炮穿山甲6克，花粉12克，天丁6克，制乳香6克，制没药6克，甘草6克。

加减法：无恶寒发热者去防风白芷。热毒甚者加蒲公英 20～30克，地丁15克、黄连6克；大便秘结者加生大黄6～9克（后下）；气滞重者，加厚朴9克，枳实9克，制香附子9克；恶心呕吐者，可去乳香、没药，加法半夏9克，竹茹9克。

（2）湿热证（酿脓期）。

症候：腹痛及右下腹压痛加剧，腹膜刺激征明显，或可扪及局限性肿块，伴发热，口渴，大便秘结或腹泻，小便黄赤，舌红，苔黄腻，脉弦滑数。

治则：清热解毒，消痈散结。

方药：仙方活命饮加减。银花30克，当归10克，枳壳10克，赤芍药12克，桃仁9克，天丁6克，炮穿山甲6克，蒲公英30克，黄连6克，黄芩12克，天花粉12克，鱼腥草15克，薏苡仁15克，甘草6克。

（3）热毒期（溃脓期）。

症候：腹痛剧烈，全腹压痛，反跳痛及腹肌紧张，高热不退，时汗出，烦渴，呕吐，腹胀，便秘或似痢不爽，小便短赤，舌红绛而干，苔黄厚干燥，脉洪数或细数。

治则：通腑排脓，泻火解毒。

方药：大黄牡丹皮汤合黄连解毒汤加减。生大黄9克，牡丹皮9克，冬瓜仁9克，蒲公英30克，桃仁6克，黄连6克，黄芩12克，炒栀子12克，败酱草12克，薏苡仁15克，厚朴9克，甘草6克。

加减法：高热者合白虎汤，热入血分者合犀角地黄汤；口干舌燥加生地、玄参、石斛、天花粉；若阴损及阳，证见精神委顿，肢冷自汗者，方用参附汤回阳救逆。

2. 外治

可选用金黄散、玉露散或双柏散，用水或密调成糊状，外敷右下腹；二龙膏外贴，1～2日更换，主治阑尾周围脓肿。大蒜30克，芒硝30克，共捣成糊状，先在右下腹衬一层凡士林纱布后（以防皮肤灼伤）敷上芒硝大蒜糊剂，外敷时间每次3小时，每日1次。

阑尾脓肿形成者：可在超声定位下施腹穿抽脓或置管引流、外敷金黄膏或玉露膏。

中药灌肠：用清热解毒，通里攻下之中药，如大黄牡丹皮汤、黄连解毒汤等煎至100～150 mL缓慢保留灌肠，每日2次。

3. 针刺疗法

有促进肠蠕动，促进肠内停滞物排出、改善血循、止痛、退热、提高人体免疫机能等作用。主穴：阑尾穴（双）、足三里（双）。配穴：发热加曲池、合谷或尺泽放血；恶心呕吐加内关、中脘；痛剧加天枢；腹胀加大肠俞、次髎。均取泻法，每次留针0.5～1小时，每隔15分钟强刺激 1 次，每日 2 次。

耳穴：主穴：阑尾、阑尾点、神门、大肠、交感。选用有明显反应的上述穴位 2 ～ 3 个，强刺激。

4. 其他疗法

（1）手术疗法：急性阑尾炎一经确诊，均可早期手术治疗，阑尾穿孔、弥漫性腹膜炎应及时手术，各型阑尾炎经中医或中西非手术治疗效果不理想或愈后多次复发者，亦应手术治疗。手术方式有剖腹阑尾切除术和腹腔镜阑尾切除术。

（2）一般疗法。①禁食，胃肠减压（阑尾穿孔并发腹膜炎伴有肠麻痹者应禁食，胃肠减压）。②输液，维持水电解质平衡及酸碱平衡。③抗生素，腹膜炎体征明显或中毒症状重者，可选用广谱抗生素及抗厌氧菌抗生素。

（三）预防及调护

（1）避免饮食不节和食后剧烈运动，定时入厕。驱除肠道内寄生虫，预防肠道感染。

（2）卧床休息，有腹膜炎者取半卧位。

（3）饮食以流质、半流质为宜。

（4）本病复发率高（非手术治疗），为防止复发，一般主张在临床症状体征消失后继续服药（中药）7 ～ 14 天，可降低复发率。

三、急性胰腺炎

急性胰腺炎是常见外科急腹症。轻型易于治疗，重症病情凶险，病死率高，是目前外科急腹症中最棘手的疾患之一。

急性胰腺炎属于中医“胰瘅”“结胸”“脾心痛”“膈痛”等范畴。发病与饮食、情志、蛔虫、六淫等因素有关，临床常见肝郁气滞、脾胃实热、脾胃湿热等证型。

（一）诊断

1. 临床症状

急性腹痛是急性胰腺炎的重要症状，突然发生，非常剧烈，非一般止痛药可缓解，位于上腹部正中偏左，胆源性始于右上腹，后亦转移至正中偏左，并向左肩、左腰部放射，甚者两侧均有放射痛。疼痛发生的原因多有饮食的诱因，如油食、酗酒和暴饮暴食，部分患者也可无明显诱因。

腹胀与腹痛同时存在，腹胀一般很重，少数患者腹胀对患者的困扰大于腹痛，少数老年患者只有腹胀没有腹痛。

恶心呕吐，发作早，呕吐频繁，呕吐后不能使腹痛缓解。

发热，在急性胰腺炎早期只有中度发热，约 38℃。胆源性胰腺炎伴有胆道梗阻者，可有高热寒战，胰腺坏死有感染时，高热为主要症状之一。

2. 体征

轻型水肿型：有轻度腹胀，上腹正中、偏左有压痛，无肿块，无腹膜炎体征，两侧腰背部无触痛或叩痛。

重症胰腺炎有不同程度的休克表现，心动过速、血压下降、腹部压痛、反跳痛及肌紧张，根据其坏死范围及程度，腹膜炎可局限上腹部，或延及全腹部，左侧腰背部多有饱满及触痛，有明显的肠胀气，肠鸣音减弱，大多数患者有移动性浊音。

少数患者有黄疸出现。

左侧胸腔往往有反应性渗出液。

坏死组织继发感染时，体温升高超过 38.5℃，部分病例腰部水肿，皮肤呈片状青紫色改变，脐周皮肤呈青紫色改变，这种现象是胰液外溢至皮下组织间隙，溶解皮下脂肪，使毛细血管破裂出血所致。

3. 辅助检查

血、尿淀粉酶测定是诊断急性胰腺炎的主要手段之一。血清淀粉酶在发病 2 ～ 12 小时后开始升高，24 小时达高峰，可持续 48 ～ 72 小时，尿淀粉酶在发病后 12 ～ 24 小时后开始上升，可持续 1 ～ 2 周。由于其他疾病，如胃十二指肠穿孔、小肠穿孔、急性肠系膜血栓形成、宫外孕等也可使淀粉酶升高，因此，血尿淀粉酶需要有非常明显的升高才有诊断急性胰腺炎的价值。

低血钙的发生在发病 2 ～ 3 天以后，这与脂肪组织坏死和组织内钙皂的形成有关，如血钙低于 2.0 mmol/L（8 mg/dL）常预示病情严重。

血糖升高。若在禁食状态下，血糖仍超过 11.0 mmol/L（200 mg/dL），则反应胰腺广泛坏死，预后不良。

动脉血气分析动态观察可反应酸碱平衡失调及电解质紊乱，及早期诊断呼吸功能不全。

血常规检查，白细胞总数升高，重症胰腺炎、胰周脓肿形成者，白细胞＞ 20×10^9/L。

B 超探查：是急性胰腺炎的首选检查，常可显示胰腺弥漫性肿大，轮廓呈弧形膨出。水肿病变时，胰内为均匀的低回声分布，有出血坏死时可出现粗大的强回声。对急性胰腺炎的假性囊肿形成有很大帮助，但对坏死性胰腺炎诊断价值较差。

CT 扫描：整个胰腺呈弥漫性肿大，密度不均匀，边界模糊，胰周脂肪组织间隙消失，胰内、胰周积液。采用单剂对照增强动态扫描可明确胰腺坏死程度。CT 检查对确诊、明确坏死部位、胰外侵犯程度及局部并发症有重要的诊断价值。

（二）治疗

1. 轻型急性胰腺炎的治疗

轻型急性胰腺炎的治疗原则是尽量减少胰液分泌（胰腺休息疗法），防止感染，防止向重症发展。

（1）禁食，胃肠减压：减少胰腺分泌胰酶，并可治疗伴有的恶心、呕吐、腹胀等症状。

（2）抑制胰腺分泌及抗胰酶的药物应用，如抗胆碱类药物、H_2 受体阻滞剂（甲氰咪胍）、生长抑素可抑制胰腺分泌，常用的拟似剂为奥曲肽。

（3）镇痛和解痉：吗啡、哌替啶类止痛剂，因可产生。oddi 括约肌痉挛，宜与山莨菪碱等药物合用，以减少并发症。

（4）支持治疗，维持水、电解质平衡、营养支持等。

（5）预防感染，如喹诺酮类、头孢类、甲硝唑、亚硝胺培南等，预防真菌，可用氟康唑。

2. 急性胆源性胰腺炎的治疗

急性胆源性胰腺炎实际上是胆道疾病加上继发性急性胰腺炎的总和，胆道有无梗阻，处理完全不同。对于胆道无梗阻者，采取非手术治疗，方法与轻型胰腺炎同，待急性炎症消退后，再处理胆道疾患，如胆囊切除术，整个治疗在这一次住院期间进行，以免患者出院后再次发作。有胆道梗阻的胆源性急性胰腺炎，应急诊手术解除胆道梗阻，如胆总管切开取石后，T形管引流。

3. 非胆源性急性重症胰腺炎治疗

（1）非手术治疗：①禁食，胃肠减压。②输血补液，维持有效的循环血量，纠正水，电解质、酸碱平衡失调。③抑制胰腺分泌：主要药物加贝脂抑制胰腺外分泌，善宁和施他宁的抑制胰腺分泌作用更强。④应用抗生素预防感染。⑤解痉、镇静和止痛。⑥营养支持。⑦对腹胀十分严重，腹腔大量积液者可作腹腔灌流。

（2）手术治疗，有下列情况者应早期手术治疗：①胰腺坏死伴发感染脓肿形成。②腹腔内大量毒素渗出液积聚，须早期引流（或经皮置管引流）。③病情发展迅速，并有严重毒血症或器官衰竭迹象者。

4. 局部并发症的治疗原则

（1）急性液体积聚：多会自行吸收，无须手术，也不必穿刺，中医疗法效果好。

（2）胰腺周围组织坏死：坏死感染需手术治疗。清除坏死组织加局部灌洗引流；对无临床症状的无菌坏死，应严密观察非手术治疗，可不必急于手术引流。

（3）急性假性囊肿：囊肿小于6 cm，无症状，不作处理。如合并感染、腹胀、腹痛、发热等临床症状重者，可考虑在B超导引下穿刺置管引流。若体积直径大于6 cm，超过3～6个月仍不吸收者可考虑作内引流术。

5. 中医治疗

中医药治疗急性胰腺炎有肯定疗效可采用中药内服、外敷、针灸治疗等。

（1）中医内治。

1）肝郁气滞证：上腹偏左处阵痛或窜痛，恶心呕吐，腹胀，上腹部有压痛，无明显肌卫，发热，便秘，舌质淡红，苔白薄，脉弦紧。

治则：疏肝理气，清热攻下。

处方：大柴胡汤加减。柴胡10克，黄芩12克，白芍15克，大黄（后下）9克，枳实9克，法半夏10克，广木香6克，元胡索10克，炒栀子12克，川厚朴9克，甘草6克，金钱草15克。

2）脾胃实热证：上腹部剧烈胀痛，呈持续性或阵发性加剧，或呈刀割样痛，腹胀满，中上腹肌紧张，压痛明显，左侧腰部触痛，呕吐，高热口干，大便秘结，小便黄赤，舌质红，苔黄腻或黄燥焦干，脉洪数或弦数。

治则：清热解毒，通里攻下。

处方：复方清胰汤加减。二花20克，连翘10克，黄连6克，黄芩12克，厚朴9克，枳壳10克，广木香6克，桃仁6～9克，法夏10克，生大黄（后下）10克，元明粉（冲）9克，注入胃管夹管1小时。

又方：生大黄15克，水煎后经胃管内注入或直肠内滴注，每日2次。

3）脾胃湿热证：左中上腹部疼痛拒按，持续性触痛，阵发性加剧或绞痛，腹胀满，腰痛，有横位性压痛，伴发热或寒热往来，口苦咽干，呕吐，身目发黄，大便秘结，小便短赤，舌质红，苔黄腻，脉弦数。

治则：理气导滞，清热利湿。

处方：清胰汤合茵陈蒿汤加减。柴胡10克，黄芩10克，白芍20克，广木香6克，炒栀子12克，枳壳10克，大黄（后下）9克，茵陈15克，龙胆草9克，云苓15克，泽泻9克，川朴9克，甘草6克，蒲公英30克。

中药内治注意事项：①制止呕吐，针刺足三里、内关、中脘等穴位降逆止呕后服药，或胃管减压后注入。②防止攻下过度，急性期以中药保持每日大便2～3次为宜，太过则伤正，症状缓解后可减攻下药，加健脾和胃之剂如陈皮、白术、白蔻仁等。③妊娠期应酌减攻下药。

（2）外治：中药皮硝500 g炒热，盛薄布袋中全腹外敷，每日2次（将皮硝置入薄皮袋中，大小能覆盖全腹，覆于腹上后加热敷或微波透析可提高疗效）。

（3）针灸：主穴：上脘、脾俞、足三里、中脘、胃俞、胆俞、内关、阳陵泉，每组轮流交替针刺。加减：止呕加内关、足三里、中脘；高热加曲池、复溜或内庭。亦可取足三里（双）或下巨虚之压痛点每侧注射10%葡萄糖5～10 mL。

针法均用泻法：得气后留针1小时或不留针，每日2～4次。

耳针：胆区、胰区、交感、神门。

（三）预防及调护

（1）卧床休息，严密监测生命体征变化。

（2）避免暴饮暴食，忌油腻辛辣，禁烟酒。

（3）注意预防及治疗胆石症、胆囊炎、胆道蛔虫病等。

四、急性肠梗阻

急性肠梗阻是指肠内容物不能顺利通过肠道，是由多种原因引起肠管内容物通过障碍，以腹痛、腹胀、呕吐、便闭为临床特征的急性梗阻性疾病。急性肠梗阻的发病率仅次于急性阑尾炎或胆道疾病，居外科急腹症的第二位或第三位。

肠梗阻属于“肠结”范畴，多因饮食不节、寒邪凝滞、热邪郁闭、气血郁阻、燥屎内结等多种因素，导致肠道通降功能失常，滞塞上逆所致，故中医治疗多按肠腑气滞、血瘀，肠腑热结，寒凝湿阻、食积、虫结等辨证施治。

（一）诊断

1. 临床表现

不同类型的肠梗阻有其共同的病理基础，即肠内容物不能正常向肛门方向运行，因此具有共同的临床表现：痛、呕、胀（腹胀）、闭（停止排便排气）。

（1）腹痛：机械性肠梗阻多为阵发性痉挛性肠绞痛，疼痛多在腹中部，也可在梗阻部位。腹痛发作时可伴肠鸣，自觉有气体在腹中窜行，并受阻于某一部位。如果腹痛的间歇期不断缩短，甚至呈剧烈的持续性腹痛，则应警惕可能有肠绞窄出现。

（2）呕吐：高位肠梗阻时，呕吐出现早而频繁，呕吐物为胃及十二指肠内容物，低位肠梗阻时，呕吐出现迟而少，呕吐物常有粪臭。当呕吐物为棕褐色或血色时，应警惕有肠绞窄可能。

（3）腹胀：高位梗阻腹胀多不明显，但有时可见胃型，低位肠梗阻及麻痹性肠梗阻呈全腹膨胀，低位梗阻可伴肠型，麻痹性肠梗阻不伴肠型。

（4）停止排便排气，完全性肠梗阻时肛门停止排便排气，不全梗阻、高位梗阻可有气体或粪便自行或灌肠后排出。若出现肠绞窄，在腹部绞痛后可出现少量血性液状便。

2. 腹部体征

望：腹部视诊可见腹胀、肠型和肠蠕动波，肠扭转时腹胀多不对称，麻痹性肠梗阻腹胀多均匀，肠蠕动波消失。

触：单纯性肠梗阻，腹壁柔软，按压扩张的肠管时可有轻度压痛。绞窄性肠梗阻时可有固定压痛点和腹膜刺激征，可扪及痛性包块（为绞窄的肠袢）。

叩：腹部叩诊呈鼓音，绞窄性肠梗阻腹腔积液达 1 000 mL 时可叩及移动性浊音。

听：可闻及肠鸣音亢进，有气过水声或金属音，麻痹性肠梗阻时，肠鸣音消失或仅可听到孤立的肠鸣音。

3. 辅助检查

X 线腹透，侧卧位及立位片，可见肠胀气及液气平面，有助于肠梗阻的诊断确立及梗阻部位的确定。B 超、CT 检查有助于肠梗阻的明确诊断及梗阻病因的判定。

根据痛、呕、胀、闭四大症状和腹部可见肠型或蠕动波、肠鸣音亢进等体征，结合腹部 X 线平片，一般可对肠梗阻做出诊断，但是一个完整的肠梗阻诊断必须包括：是否肠梗阻；梗阻的部位；梗阻的病因；是单纯性抑或绞性肠梗阻；患者的全身情况等。对于放射学检查亦需动态观察，切忌匆忙定论。此外，任何肠梗阻患者均应检查腹股沟部、脐部等有无腹外疝嵌顿，以免延误诊断。

（二）治疗

1. 一般治疗

（1）禁食，直至梗阻解除为止。

（2）胃肠减压，目的是改善梗阻近侧肠管的扩张，防止进一步发展，是肠梗阻治疗的重要方法。通过胃肠减压，吸出胃肠道内的气体和液体，可减轻腹胀，降低肠腔内压力，减少肠腔内的细菌和毒素，改善肠壁血循，同时还可经胃管注入中药，减少呕吐。

（3）维持水、电解质和酸碱平衡，营养支持等。

（4）低压灌肠，中药、温盐水、肥皂水等，每次 200 ～ 300 mL，每日 2 次。

2. 中医治疗

中医治疗肠梗阻有肯定的疗效，可采用内服、外敷、灌肠、针灸、推拿等治疗，临床常见痞结型、热结型、脾虚气滞型等证型适宜中医辨证施治，现分述之。

（1）痞结型。

症候：肠腑痞塞，气滞血瘀，饮停肠中，证见腹痛阵作，胀满拒按，恶心呕吐，肠鸣辘辘，无排气及排便，舌质淡红，苔白，脉弦。

治则：行气活瘀，通腑泄水。

方药：加味小承气汤。生大黄（后下）10 克，枳实 10 克，厚朴 10 克，桃仁 6 ～ 9 克，当归 9 克，青皮 9 克，赤芍 15 克，二丑 3 克。

水煎口服或胃管注入（夹管 1 小时），每日 1 副，服前 1 小时后以本方煎汤 200 ～ 300 mL 保留灌肠，每日 2 次。

按：此证型常见于不全梗阻、机械性单纯性肠梗阻、粘连性肠梗阻、肠堵塞、早期肠扭转、肠套叠及有轻度血运障碍的其他肠梗阻，是适宜中医治疗的常见证型。加味小承气汤系笔者经验方（《临床治疗学与应用集成》中国中医药出版社出版，加味小承气汤治疗急性肠梗阻52例，陈敦涵），系由小承气汤加桃仁、当归、赤芍、青皮、二丑组成。小承气汤原为外感热病具腑实证而设，近代才运用于外科急腹症。小承气汤功能破滞除满，但行瘀泄水之力不足，故加当归、桃仁、赤芍、二丑等活血泄水药以增强疗效。现代研究表明，活血药不仅可改善肠壁血循环，而且可刺激肠壁以增强肠蠕动，从而克服梗阻；行气活血药又可通过调整肠蠕动规律使部分肠扭转复位，本方以行气活瘀立法，其原理即基于此。据笔者观察，在运用大承气汤等峻下剂时，部分患者可诱发肠绞窄甚至肠穿孔，本方攻下力缓，以行气、活血、泄水见长，可避免上述副作用。《伤寒论》云："若不大便六七日，恐有燥屎，欲知方法，少与小承气汤，汤入腹中，转矢气者，此有燥屎也，乃可攻之……不转矢气者，慎不可攻也。"指出了攻下法的运用原则。笔者认为，肠梗阻治疗之初，不能轻易峻下，只能用相对攻下力缓的中药来试探，观察机体对攻下剂的反应如何，然后决定进一步处理，即所谓"小承气汤试探疗法"。如投药后短期内"腹中转气者"，可以继续攻下，"若不转气"甚至出现肠绞窄征象者，应及时中转手术治疗，以免误治失治。由此可见，小承气汤的应用反应又可作为中转手术的客观指标之一，这是本方治疗肠梗阻的又一优势所在。

（2）热结证。

症候：腑气不通，壅滞热结，证见腹痛腹胀，痞满拒按，恶心呕吐，无排气排便，发热口渴，小便黄赤，甚或神昏谵语，舌质红，苔黄燥，脉洪数。

治则：通腑泄热，急下存阴。

处方：大承气汤加减。生大黄（后下）9克，元明粉9克（溶服），厚朴9克，枳实9克，桃仁6～9克，炒莱菔10克，川黄连6克，法半夏10克，水煎温服，每日1副，服药1小时后以本方煎汤取汁200～300 mL保留灌肠，每日2次。

（3）脾虚气滞型：肠梗阻经非手术治疗后，梗阻已部分解除，或经手术治疗后胃肠功能恢复缓慢，脾气受损，证见脘腹胀满，恶心欲呕，时有腹痛，得矢气后缓解，伴神疲食欲缺乏，舌苔白腻，脉缓。

治则：益气健脾，行气和中。

方药：香砂六君子汤加减。米炒党参12克，土炒白术12克，白茯苓15克，陈皮10克，法半夏9克，当归10克，赤芍12克，枳实10克，广木香6克，砂仁6克，川黄连6克，生姜5克。

单方验方：葱头15～30克，麻油30克，拌匀顿服。本方峻下力猛，服后约5～10分钟即可泻下如注，适用于单纯性机械性肠梗阻的体壮正盛者。老小体弱者、肠梗阻晚期、有狭窄及有肠穿孔可能者忌服。

3. 中医外治法

（1）热熨法：大葱白500克，醋适量，将葱白切碎和醋炒至极热，用布包后熨腹部，冷却即换，不可间歇，以腹软得矢气为度。

（2）灌肠法：大承气汤水煎至200～300 mL作保留灌肠。

4. 针刺疗法

针刺能调整胃肠运动功能，改善肠管血液循环等。

取穴：足三里、内庭、天枢、中脘、曲池、合谷为主穴；呕吐加内关；腹痛加内关、章门。耳穴：痉挛者取神门、大肠、胃、小肠。

推拿按摩：患者仰卧位，术者双手掌涂上滑石粉，轻而有力的紧贴腹壁按摩，按顺时针或逆时针方向按摩，如疼痛反而加重，应立即改变推拿方向。

颠簸疗法：取膝肘位，使上下肢距离加大，充分暴露腹部，放松腹肌，术者双掌轻托患者腹部两侧，由上而下反复颠簸或左右颠簸震荡，震度由小到大，以患者可以忍受为度，每次5～10分钟，根据病情可反复应用。

5. 手术治疗指征

（1）绞窄性肠梗阻或有肠绞窄倾向者应尽早手术治疗。

（2）肠坏死、肠穿孔应尽早手术，如伴有休克者应一面抗休克，一面进行手术。

（3）如肠梗阻患者出现脉搏快速而弱，白细胞上升，腹膜炎体征明显者，应尽早手术治疗。

（4）经非手术治疗梗阻不缓解，或缓解后又复加重，也应手术治疗，原则上非手术治疗时间不应超过一周。

手术方式有：肠粘连松解、肠减压、肠切除肠吻合术，短路手术及肠造口、肠外置手术、肠扭转复位、肠套叠复位、疝嵌顿疝囊松解，肠纳回等。

（三）预防及调护

（1）彻底治疗腹腔内炎症，以减少粘连的发生。

（2）腹部手术操作时宜轻柔，勿损伤肠管和其他脏器浆膜层，尽可能修复腹膜缺损，并用大网膜覆盖；避免腹腔内进入滑石粉，或遗留纱布；尽可能应用刺激性较小的缝线；注意无菌术，防止胃肠内容物溢入腹腔，对于已外溢者，需彻底清洗腹腔；避免组织缺血而产生粘连。

（3）术后应早期起床活动和进食以促肠蠕动恢复。

（4）饮食有节，饱餐后应避免剧烈运动。

（5）纠正便秘，预防和及时治疗肠蛔虫病。

五、急性胆囊炎

急性胆囊炎是由于胆囊管阻塞继而细菌侵袭而引起的胆囊急性炎症。引起胆囊胆汁流出梗阻的最常见原因是胆囊结石，占80%～95%，临床上称为急性结石性胆囊炎。其他原因如胆道蛔虫、胆囊肿瘤、胆囊扭转、胆囊管狭窄等。由于细菌感染或胆囊浓缩胆汁的刺激，亦可引起胆囊颈部黏膜的充血水肿，并发生梗阻，此种原因所致的急性胆囊炎，称为急性非结石性胆囊炎。

急性胆囊炎归属于“胆疝”“胁痛”的范畴，发病多与情志、寒温、饮食有关。临床常见肝胆气郁、胆肝湿热、热毒内蕴等证型，中医治疗对于急性非结石性胆囊炎效果甚好，对于缓解急性结石性胆囊炎的临床症状也有肯定的疗效。

（一）诊断

1. 临床表现

腹痛是急性胆囊炎的主要症状，常发生在进高蛋白、油腻食物之后，开始可为剧烈的绞痛，位于中上腹，在绞痛发作过后，便转为右上腹痛，呈持续性，可放射至右肩背部，可伴有恶心呕吐。急性非结石性胆囊炎可能没有明显的胆绞痛，而是表现为上腹部或右上腹持续性疼痛。

随着腹痛的加重可伴有畏寒发热，若发展至急性化脓性胆囊炎或合并胆道感染时可出现寒战高热，甚至全身严重的感染症状。

右上腹常有压痛，肌肉紧张，Murphy 征阳性，常可触及肿大的胆囊，触痛明显，如胆囊被大网膜包裹，在右上腹可触及一边界不清的肿块，部分患者可出现黄疸，可能是由于急性炎症、水肿，波及肝外胆管而引起的黄疸，但要注意同时有胆总管结石存在。

2. 辅助检查

辅助血象检查表现为白细胞总数升高及中性多核白细胞比例增高，肝功能检查 70% 患者肝功能轻度异常，部分患者可有轻度黄疸，血清淀粉酶常呈不同程度升高。

B 超探查是急性胆囊炎的首选，其影像特点：胆囊肿大，胆壁增厚，内部回声异常等。基本上可明确诊断，磁共振、CT 对诊断有帮助。X 线腹透立位腹部平片可排除胃十二指肠穿孔等其他急腹症。

急性胆囊炎应与急性胰腺炎、病毒性肝炎、胃十二指肠溃疡穿孔、肝癌破裂等急腹症相鉴别。

（二）治疗

1. 中医内治

（1）肝胆气郁证。

症候：右上腹间歇性绞痛或闪痛，有时有向右肩背部放射，右上腹压痛，伴发热，口苦，食欲减退，舌质淡红，苔薄白或微黄，脉弦紧。

治则：疏肝利胆，理气止痛。

处方：大柴胡汤加减。柴胡 10 克，黄芩 10 克，白芍 30 克，法夏 9 克，生大黄 6 克，枳实 6 克，郁金 6 克，制香附 9 克，茵陈 12 克，山楂肉 12 克，甘草 6 克。加减法：痛甚者合金铃子散。

（2）肝胆湿热证。

症候：右上腹持续性胀痛，向右肩背部放射，右上腹肌紧张，压痛，Murphy 征阳性，有时可扪及肿大之胆囊，伴高热，畏寒，口苦，恶心呕吐，部分患者可出现黄疸，舌质红，苔黄腻，脉弦滑或弦数。

治则：疏肝利胆，清热利湿。

处方：大柴胡汤合茵陈蒿汤加减。柴胡 10 克，黄芩 10 克，法夏 9 克，杭芍药 15 克，枳实 9 克，生大黄 6 克，茵陈 15 克，炒栀子 9 克，制香附 9 克，丹参 15 克，红豆蔻 10 克，甘草 6 克。

（3）热毒内蕴证。

症候：右上腹饱满胀痛，拒按，可触及肿大的胆囊，可见黄疸，高热或寒热往来，口干唇燥，大便秘结，小便短赤，舌质红绛，苔黄燥，脉弦数。

治则：疏肝利胆，泄热解毒。

处方：黄连解毒汤合大柴胡汤加减。黄连 6 克，黄芩 10 克，炒栀子 10 克，柴胡 10 克，生大黄 6 克，赤芍 12 克，枳实 9 克，郁金 6 克，茵陈 12 克，制香附 9 克，蒲公英 20 克，甘草 6 克。

（4）脾虚气滞证。

症候：急性胆囊炎经治疗后，腹痛腹胀，发热等症缓解，胁痛隐隐，神疲食欲缺乏，舌质淡，苔白腻，脉弦细。

治则：疏肝健脾，理气止痛。

处方：小柴胡汤加减。柴胡 6 ～ 9 克，黄芩 10 克，太子参 10 克，法夏 9 克，郁金 6 克，制香附 6 克，炒内金 6 克，砂仁 6 克，杭芍药 15 克，枳壳 9 克，甘草 6 克，生姜 5 克。

2. 针灸

取穴：日月（右）、期门（右）、胆俞、阳陵泉。

加减：肝胆气滞加内关透支沟理气止痛；口苦食欲缺乏，恶心呕吐加中脘、内关、足三里和胃降逆，黄疸加至阳、三阴交、阳陵泉除湿利黄。

只针不灸，平补平泻，胆绞痛发作时每日 2 次，每次留针 30 ～ 60 分钟。

注：日月、期门沿肋间隙由内向外斜刺，胆俞也不可直刺、深刺，以免伤及内脏。

耳穴：按压耳穴压痛点上贴敷王不留行籽，每日按压 4 ～ 6 次。

3. 其他治疗

（1）镇痛：腹痛剧烈者应用解痉镇痛药物，或用双氯芬酸钠栓塞肛内。

（2）抗生素：急性、化脓性、坏疽性胆囊炎可结合使用抗生素，如替硝唑、头孢类抗生素等药物。

4. 手术治疗

手术适应证：

（1）对急性胆囊炎发生坏疽、穿孔等严重并发症者；急性结石性胆囊炎反复发作者；

（2）有胆源性胰腺炎病史者。手术方式有两种：①胆囊切除术是首选，可采用 LC 或开腹胆囊切除。LC 创伤小，术后恢复快，被誉为胆囊切除的金标准。②另一种手术为胆囊造口术，主要应用于一些老年人，一般情况差或伴有严重的心肺疾患，估计不能耐受全身麻醉者；或胆囊与周围组织严密粘连、解剖不清而致术手操作非常困难者。其目的是用简单的方法引流胆囊炎症，使患者度过危险期，待其情况稳定后，再作进一步处理。

（三）预防及调护

（1）节饮食适寒温，避免精神刺激。

（2）急性发作期宜卧床（半卧位）休息，以进流质低脂低蛋白饮食为宜。忌酒。剧烈疼痛者，可暂禁食。

第四节　泌尿生殖系疾病

一、尿路感染

尿路感染是指泌尿系有致病菌繁殖而引起的感染性炎症。为临床常见病、多发病，好发于女性，多数初次感染可经治疗痊愈，但有少数病者因失治或治疗不彻底而致反复感染，迁延难愈。以尿频、尿急、尿痛等尿路刺激症状为临床特点。根据其感染部位分为上尿路感染（肾盂肾炎、输尿管炎）；下尿路感染（膀胱炎、尿道炎）。按病程分为急性感染和慢性感染（反复感染6个月以上），按致病菌分为非特异性细菌感染（大肠杆菌、变形杆菌、克雷白杆菌、绿脓杆菌、产气杆菌等），特异性感染（真菌、病毒、滴虫、丝虫、支原体、衣原体、淋病双球菌等），本节仅讨论非特异性细菌感染。感染途径有：上行感染、血行感染、淋巴感染、直接感染。感染与尿路结石、梗阻、畸形、反流等因素密切相关。

非特异性尿路感染属于中医淋病中热淋、血淋及劳淋的范畴，本病病位在肾与膀胱，与肺、肝、脾、小肠有关。病因以湿热为主，其病理损害有两大特点：一是湿热贯穿病程始终；一是湿热壅塞气机，阻碍气化。久之则由实转虚。如邪气未尽，正气阴液已伤，则表现为虚实夹杂的症候。

（一）诊断

1. 临床表现

急性尿路感染或慢性感染急性发作期，临床以尿频、尿急、尿痛、尿浊，偶见血尿为特征，全身感染症状不明显。急性肾盂肾炎除有上述症状外，可伴有腰痛、肾区叩击痛、压痛，输尿管循行部位、膀胱区压痛等。感染重者可有起病急、高热寒战。尿路梗阻、脓肾有高热不退伴有头痛、恶心呕吐、食欲缺乏等证。慢性肾炎一般有反复发作的尿路刺激征，或间歇性无症状细菌尿、排尿不适，极少数病例表现为多尿、夜尿增多或长期低热，或并发高血压、头晕、头痛、乏力等。

临床应特别注意部分患者可无尿频、尿急、尿痛、尿浊等典型的尿路感染症状，仅在尿检发现菌尿；有表现为急腹症、胃肠功能紊乱而无尿刺激征者，有表现头痛头晕、乏力、血压升高等高血压症状而无尿路刺激征者，应高度重视，以免误治失治。

肾结核，除有泌尿系统症状外，还伴有结核中毒症状，尿道口综合征，有泌尿系症状，但各种实验及其他有关检查无阳性发现，常长期伴有神经官能症状。

2. 辅助检查

尿液分析，可发现脓尿（白细胞管型、白细胞成团以及淡染细胞），导尿或清洁中段尿，膀胱穿刺定性定量培养有细菌生长，如无培养条件，可用清晨、清洁中段尿离心沉渣革氏染色等均有助尿路感染的诊断。血常规、免疫荧光技术检测抗体包裹细菌、TH蛋白抗体测定、尿β_2微球蛋白测定更有助于定位性诊断，鉴别肾盂肾炎和膀胱炎，了解肾功能有无损害，可测定晨尿渗透压、血尿素氮、肌酐、同位素肾图等。行腹部平片、静脉尿路造影、B超、膀胱镜检等检查可排除尿路解剖和功能异常，找出病因（结石、梗阻、畸形、反流）等。

（二）治疗

1. 中医药治疗

（1）膀胱湿热证。

症候：尿频、尿急、尿痛、尿道灼热，腰痛或见血尿，可伴发热恶寒、口苦、恶心呕吐等，舌红、苔黄腻，脉滑数。

治则：清热、利湿通淋。

处方：八正散加减。木通9克，车前草12克，扁蓄9克，炒山栀9克，灯芯草6克，石苇 9 克，蒲公英 20 克，白茅根 30 克，鱼腥草 15 克，六一散 12 克，枳壳 9 克。加减法：大便秘结者加生大黄，尿血者加旱莲草、炒柏叶、小蓟、丹皮，合并尿路结石者加海金砂、金钱草等，一周为一疗程。

如服上方后上述临床症状明显缓解或消失，为预防感染复发，可予导赤散加味（生地 12 克，木通 9 克，淡竹 9 克，银花 20 克，鱼腥草 15 克，白茅根 20 克，麦冬 12 克，甘草 6 克，枳壳 9 克，滑石 12 克。）内服以善其后，巩固疗效，一般急性尿路感染的总疗程不得少于两周。

验方介绍（笔者经验方）：

鲜鱼腥草 30 ～ 60 克，鲜车前草 30 克，白茅根 30 克，水煎服，每日 1 剂。

（2）肾虚湿热证。

症候：尿频、尿急、尿道灼痛、缠绵反复、头晕、耳鸣、腰酸腰痛、潮热盗汗、小便短黄，舌红少苔，脉细数。

治则：滋阴清热利湿。

处方：知柏地黄汤加减。知母 6 克，黄檗 6 克，怀山药 12 克，山萸肉 9 克，牡丹皮 6 克，生地 12 克，泽泻 9 克，茯苓 12 克，女贞子 12 克，车前草 10 克，鱼腥草 12 克，甘草 6 克。

如阴虚及阳，病情反复日久，迁延难愈，小便涩痛，淋漓不爽，腰膝酸软，倦怠乏力，面色晄白，心烦失眠，舌质淡红，少苔，脉沉细无力，宜以六味地黄丸加味，处方：熟地 12 克，光山 12 克，山芋 9 克，丹皮 6 克，云苓 12 克，泽泻 9 克，黄檗 6 克，肉桂 5 克，淡大云 10 克，五味子 9 克，木通 6 克，甘草 6 克。

（3）气阴虚兼湿热证。

症候：淋病日久，尿频、涩痛、淋漓不爽或尿急意不尽，短气乏力，肾膝酸软，低热口干，舌质淡红，苔薄白，脉沉细或弱。

治则：益气养阴，佐以清热利湿。

处方：参麦散加味。黄芪 15 克，太子参 12 克，白茯苓 12 克，麦冬 12 克，五味 9 克，光山 12 克，鱼腥草 15 克，白茅根 20 克，车前子 9 克，甘草 6 克，旱莲草 12 克。

中药治疗尿路感染疗程宜长，一般不能少于两周，以免治疗不彻底导致感染复发。

2. 针灸

取穴：中极、膀胱俞、三阴交、阴陵泉，根据病情虚补实泻。注意：针刺中极前应先排空小便，不可进针过深，以免刺伤膀胱。急性期每日 1 次，慢性期可隔日 1 次。

（三）预防及调护

（1）饮食宜清淡，忌食辛辣食物及烟酒，多饮水。

（2）注意阴部清洁，减少上行感染的机会。

（3）尽量减少不必要的尿路器械检查，使用时应严格无菌操作规程。

二、尿石症

本病初起，多为湿热蕴结下焦，久病则伤及正气，致肾阴亏虚，或为肾气不足之证。

（一）诊断

1. 临床表现

尿路结石的主要临床症状为疼痛、血尿、尿路刺激症状及其并发症，如肾积水、尿路感染所致之发热、脓尿等。

（1）疼痛：疼痛一般位于结石的同侧，大多数患者为患侧腰部钝痛，有尿路梗阻时则感觉为腰部胀痛。如由于结石、血块或其他因素致尿路梗阻，继而引起肾积水、输尿管扩张和痉挛、腰部和腹部可突发剧烈绞痛，如刀割、疼痛有时可沿输尿管向下放射至会阴部及大腿根部内侧，疼痛可持续数分钟、几小时，甚至几天。绞痛缓解间歇期可无任何症状或仅为腰部轻度钝痛。

（2）血尿：大多数为镜下血尿，肾绞痛发作后可出现肉眼血尿。但也有部分患者无血尿。

（3）尿路刺激症状：下尿路结石多有排尿困难，尿急、尿痛、尿频、尿流中断或滴尿症状。尿石合并尿路感染时亦可出现尿频、尿急、尿痛等尿路刺激症状，急性感染或脓肾时还可出现畏寒高热、脓尿等全身症状。

体检：患侧肾、输尿管、膀胱区可有压痛及叩痛，但一般无反跳痛及肌卫，肾积水严重者腰部有时可扪及囊性肿物，男性尿道海绵体前半段的结石大多可以触及。

2. 辅助检查

（1）尿液分析检查，可判断有无镜下血尿，是否合并泌尿系感染；肾功能检查中了解有无肾功能损害；尿培养及药敏试验可查出致病菌，并为选择有效抗生素提供依据。

（2）常用的影像学检查有B超、X线腹部平片（KUB），静脉尿路造影（LVP），逆行肾盂造影，均有一定的诊断意义。B超检查能了解结石的数目、大小部位，有无肾积水，且方便、无损伤性，相对价廉，特别是能发现平片不能发现的透X射线的阴性结石，通常作为首选。X线腹部平片可显示95%的尿路结石，但对部分所谓阴性结石不能显示。CT扫描可发现细小的尿路结石及阴性结石及能排除肾、输尿管、膀胱肿瘤，是其优点。磁共振尿路成像检查，能够显示尿路形态，对尿路梗阻、狭窄、畸形、结石的部位、肿瘤及肾排泄等功能，有其独到的价值。

静脉肾盂造影可进一步了解结石的部位，肾积水程度，肾功能，还可发现透X射线的阴性结石，尿道是否通畅等，对LVP显影不好，表示肾功能不佳，应考虑逆行肾盂造影，了解肾脏大小，肾盂肾盏的积水程度，尿路是否梗阻及结石梗阻的部位等。

（二）治疗

1. 中医内治

中医多采用分证论治，常见证型有气滞血瘀、湿热蕴结及肾虚石滞。

（1）气滞血瘀证。

症候：腰腹绞痛阵发，放射至会阴部，尿痛尿血，排尿困难，伴腹胀呕吐、疼痛间歇期可完全不痛或仅有腰部轻微钝痛，舌暗红或有瘀点，脉弦。

治则：行瘀通淋，缓急止痛。

方药：石苇汤加减。石苇10克，瞿麦15克，车前子12克，滑石12克，白芍30～50克，甘草9克，川牛膝12克，桃仁6～9克，金钱草30克，海金砂15克，丁香1.5克，白茅根30克。

（2）湿热蕴结证。

症候：腰痛腹胀、尿频尿急、排尿茎痛、尿黄灼热，可有血尿，舌苔黄腻，脉弦滑或弦数。

治则：清热利湿，排石通淋。

方药：八正散加减。瞿麦15克，石苇15克，车前子12克，川牛膝10克，金钱草30克，海金砂10克，枳壳10克，鱼腥草15克，木通9克，炒栀子9克，六一散12克，鸡内金9克。

（3）肾虚石滞证。

症候：结石久存，过服清利排石之剂，致正气耗损，肾气虚弱，证见面目虚浮，腰膝酸软，乏力，食纳不佳，尿频，淋漓不尽，舌淡，苔薄白，脉沉细。

治则：补肾益气，通淋排石。

方药：六味地黄汤加减。熟地黄 12 克，砂仁 5 克，怀山药 15 克，山茱萸 9 克，白茯苓 15 克，黄芪 15 克，党参 12 克，金钱草 30 克，海金砂 10 克，鸡内金 9 克，川牛膝 10 克，甘草 6 克。

2. 急性尿路结石梗阻的处理

患者表现为腰腹部胀痛不适，尿频，排尿少，甚至无尿（多为双侧结石梗阻），可有恶寒发热、恶心呕吐、中上腹部可扪及囊性包块，部分患者既往已明确为双侧尿路结石，B 超探查可发现结石，结石梗阻部位以上的输尿管扩张，重度肾积水，CT 扫描，MRCP 可明确诊断。急诊肾功能检查可了解肾功能损害程度。

（1）急诊插管内引流术：双侧输尿管逆行插管引流术，如插管失败，可行经皮肾盂穿刺置管引流术，以后再作进一步处理；若梗阻时间短，肾功能尚好者也可急诊手术取石改除梗阻。肾功能损害严重者先可行血液透析，然后行引流取石等处理。同时给予抗生素，纠正水电解质紊乱、酸中毒等。

（2）中医内治。

处方：制附子（先煎）6 克，生黄芪 20 克，党参 12 克，车前子 12 克，广木香 6 克，桃仁 9 克，生大黄 9 克，川牛膝 12 克，泽泻 9 克，丹参 20 克，川芎 9 克，炮穿山甲 6 克，六一散 12 克，路路通 9 克。

又方：用五苓散加车前、木通、蟋蟀等水煎内服。

外用法：用食盐半斤炒热，布包熨小腹；或用大蒜头一枚，生山栀三个，捣烂敷脐上。并可针刺肾俞、中极、膀胱、三阴交等。

3. 针灸

气滞血瘀，下焦湿热者宜通淋止痛，只针不灸，泻法；肾气不足者补益肾阳，利尿排石，以针为主，酌情加灸，补法或平补平泻。

处方：中极、京门、肾俞、膀胱俞、三阴交。

泻法：留针 15 ～ 30 分钟，每日 1 ～ 2 次，10 ～ 15 天一疗程。

加减法：湿热盛者加曲骨、阴陵泉；肾气不足加命门、气海、关元；温补肾气，恶心呕吐加内关、足三里和中止呕；小便淋漓不畅加水分、水道、委阳、三焦俞利尿道淋；尿中砂石者加委阳、次髎、然谷、秩边通淋排石止痛；尿血加膈俞、血海清热凉血。

注意：中极、京门不可直刺深刺，以防伤及内脏。

电针：在针刺基础上，每次选二对穴，以连续波，快频率强刺激 30 ～ 60 分钟，以痛止为度。

耳针：取穴交感、肾、输尿管区或耳壳探查敏感区泻法，留针 15 ～ 30 分钟，亦可以留行子用胶布敷贴上述穴位。

拔罐法：取肾俞、阿是穴，拔罐并留置 5 ～ 10 分钟，用于疼痛时。

4. 排石验方

（1）金钱草 50 克，白茅根 30 克，海金砂、鸡内金、滑仁、芍药各 20 克，水煎服，每日 1 剂，

5～7天为一疗程，停药3天后再继续下一疗程，直至排石为止。

（2）鱼腥草15克，车前子12克，白茅根20克，夏枯草9克，鸡内金、甘草、威灵仙、金钱草、海金砂各30克，车前子12克，川牛膝10克，元胡9克，黄芪15克，砂仁6克，木通9克，水煎服，每日1剂。

注：中药排石有其适应证，①结石直径＜1 cm，且表面光滑，形态规则者。②泌尿系无明显畸形、狭窄者。③肾功能较好者。④碎石后碎石渣不排出或术后残存结石等。

5. 其他治疗

（1）肾绞痛的治疗。

1）解痉镇痛：药物，如阿托品、山莨菪碱、黄体酮、维生素K等，亦可用双氯芬酸钠栓纳肛1～2次/日，即使疼痛已缓解也应连续应用3～5天。该药尚有解除输尿管痉挛、减轻肾盂积水等功能。

2）防治感染。

3）做好实验室及相关的影像学检查，以了解结石的大小、部位、有无肾积水等，便于进一步治疗。

（2）碎石。

1）体外震波碎石，是一种安全、有效、痛苦少、适应证广的治疗方法，适应于肾、输尿管、膀胱结石。全身出血性疾病，严重心脑血管病，结石以下有尿路狭窄不宜选用。碎石后应多饮水，内服排石之中药，以利石渣排出。如复查发现结石尚存，可于第1次碎石后7天再次碎石，一般可连续2～3次（每次间隔7天）。

2）经皮肾镜碎石取石术：适用于肾盂内单个结石、肾盏结石、输尿管上段结石。

3）经尿道输尿管镜取石或气压弹道碎石、火激光碎石，适用于输尿管中下段结石或经体外震波碎石后形成“石街”难以排石者。

4）膀胱镜液电碎石，适应于膀胱结石、尿道结石。

5）前尿道或舟状窝结石取石：表麻下用血管钳取石或将后尿道结石用金属导尿管推入膀胱后再行体外震波碎石。

（3）中西结合的总攻疗法，适用于结石横径0.5 cm以下，表面光滑，肾盂不积水或轻度积水，尿路无狭窄者。

方法：6～7天为一疗程，隔天1次。结石下移或排石不尽者再续下一疗程，2个疗程间隔1～2周，如尿多者可口服氯化钾1 g，每日3次，以防低血钾，年老体弱伴有严重的心血管等疾病者慎用或禁用。

6. 手术疗法

由于体外震波碎石和腔内镜碎石取石术的广泛应用，使90%的尿石患者免于手术治疗。手术适应于结石较大，结石嵌顿，输尿管狭窄、畸形、尿路严重感染、肾功能丧失或经非手术治疗失败者，可考虑手术治疗。手术方式有肾盂切开取石、肾实质切开取石、肾部分切除或肾切除术、输尿管切开取石、耻骨上膀胱切开取石术等。

（三）预防及护理

（1）调节饮食，不宜食用高钙、高草酸及高嘌呤食物，如豆制品、动物内脏、海产品、菠菜、茶、啤酒、可乐、咖啡、竹笋、坚果类等；多吃碱性的蔬菜和水果，如萝卜、胡萝卜、香菇、海带、卷心菜、草莓、香蕉等。

（2）多饮水，要养成多喝水的习惯，以增加尿量，既有预防结石形成又有促进排石的作用，成人每日摄入量约 3 000 mL，保持每日尿量 1 500 ～ 3 000 mL，同时注意饮用水的卫生及质量。饮水后要适当运动。

（3）预防和治疗泌尿系感染，感染是结石形成的因素之一，由变形杆菌、葡萄球菌的尿路感染最易诱发结石，及时治疗泌尿系感染能预防尿路结石的形成。

三、睾丸附睾结核

男性睾丸附睾结核属于中医“子痰”，又称“穿囊漏”。其特征是：睾丸部有慢性肿块，最后化脓破溃，脓水稀薄，夹有败絮状物质，疮口凹陷，形成窦道，经久难愈，多因肝肾亏损，络脉空虚，寒湿痰浊之邪乘虚下注，结于睾丸所致。

（一）诊断

1. 临床表现

本病多见于青壮年。发病经过缓慢，初起时自觉阴囊坠胀，附睾尾部有不规则的结节，质硬，触痛不明显，结节常与阴囊皮肤粘连。日久结节逐渐增大，可形成脓肿，溃后脓液清稀，或夹有豆腐渣样破絮物，易形成窦道，经久不愈，常伴有午后潮热、盗汗、倦怠乏力等症状。如并发感染，少数患者可呈急性经过，初起时阴囊红肿疼痛，并伴有全身发热等症状，与急性子痈相似。

可有肺结核及泌尿系统结核病史。

2. 辅助检查

尿常规检查可有红、白细胞及脓细胞、血沉增高，脓液培养可有结核杆菌生长。B 超探查，肿块细胞学穿刺检查对诊断有帮助。

（二）治疗

1. 中医内治

中医分证论治效果确切，常见证型有寒痰凝结型、阴虚内热型、正虚成漏型三种。

（1）寒痰凝结型。

症候：睾丸酸胀隐痛，引及少腹，附睾硬结，子系（精索）增粗并有多个小结节，呈串珠状，可有畏寒肢冷等症，舌淡苔白，脉沉细。

治则：温补肾阳，化痰散结。

方药：阳和汤加减。麻黄 5 克，熟地 15 克，白芥子 10 克，炮姜 10 克，肉桂 5 克，鹿胶 10 克，橘核 12 克，荔核 12 克，小茴香 5 克，丹参 12 克，甘草 6 克。

（2）阴虚内热型。

症候：久病数月甚或经年，湿痰蕴结，郁久化热，热盛肉腐，表现为病变处坏死化脓，睾丸肿胀与阴囊皮肤粘连，阴囊红肿热痛，可有尿频、尿急等膀胱刺激症状，可伴乏力、低热、盗汗等症，舌红少苔，脉细数。

治则：滋阴清热，除湿化痰，透脓解毒。

方药：滋阴除湿汤加减。当归 10 克，川芎 6 克，白芍 15 克，熟地 12 克，银柴胡 9 克，知母9克，地骨皮10克，黄芪15克，天丁6克，败酱草12克，苡米12克，炮山甲6克，陈皮9克，甘草6克。

（3）正虚成漏型。

症候：脓肿穿破阴囊，流脓稀薄而夹败絮状物，疮口凹陷，逐渐形成瘘管，经久不愈，可伴虚热不退，久之，则可出现面色晄白，形寒肢冷，腰膝酸软，甚或阳痿不育。舌淡，苔白，脉沉细而弱。

治则：补气养血，化痰消肿。

方药：十全大补汤加减。党参12克，黄芪15克，白术12克，当归10克，白茯苓15克，巴戟天12克，黄精9克，熟地12克，荔核10克，砂仁6克，炮穿山甲6克，大贝母9克，甘草6克。

不论已溃、未溃，均可配合服用小金丹。

2. 外治

未溃，阴囊肿痛者用冲和膏外敷。

溃后成瘘者用五五丹或七三丹药线插入窦道内，脓尽后改用九一丹或生肌散插入窦道收口，均以玉红膏油纱布覆盖。

3. 其他治疗

（1）抗结核治疗：异胭肼（INH）、利福平（RFP）、吡嗪酰胺（PIA）。以上药物均为晨间顿服，也可用链霉素（SM）肌注。

（2）脓肿形成可切开排脓。

（3）附睾结核经2～3个月治疗无明显好转或寒性脓肿较大，或瘘管形成经久不愈者，可行附睾切除术，如结核累及睾丸应同时行睾丸病灶清除，术后继续抗结核治疗。

（三）预防及调护

（1）加强对结核病的预防及调护，如增加营养，注意休息，增强体质等。

（2）本病常继发于肾结核，故应彻底治疗肾结核。

（3）保持伤口清洁，换药时注意无菌操作，以防止混合感染。

（4）托起阴囊。

四、急性睾丸炎

急性睾丸（附睾）炎是男性常见的生殖系感染疾病。多发于青壮年。睾丸炎通常由细菌或病毒引起，以睾丸附睾肿胀疼痛为临床特点，如不及时彻底治疗，则可出现睾丸坏死，阴囊窦道形成等并发症。严重者可导致睾丸生精功能障碍，影响性功能，甚至男性不育。睾丸（附睾）炎分急性睾丸炎与慢性睾丸炎，慢性附睾炎多由急性附睾炎迁延而成，也可因感染较轻逐渐演变而成。

睾丸（附睾）炎属于中医“子痈”范畴，子痈分急性子痈与慢性子痈。前者由于湿热下注肝肾之络，使气血凝滞而成；后者因子痈迁延日久，肝肾阴亏，络脉空虚，痰湿之邪乘虚侵袭，凝结所致。也可因外伤致睾丸络伤血瘀，未能消散吸收，兼感邪毒，亦能成斯证。

（一）诊断

1. 临床表现

急性睾丸（附睾）炎起病急骤，睾丸肿痛，痛连患侧腹股沟，站立或行走时加剧，波及阴囊时则阴囊皮肤亦红肿疼痛，全身有恶寒发热、口干口苦等症。合并输精管或尿道感染时，可见尿频、尿急、尿痛，小腹胀痛，射精痛等。可继发鞘膜积液。化脓时阴囊皮肤变软、光亮，脓液穿破阴囊后，局部肿痛及全身症状迅速消失，疮口亦逐渐愈合，部分患者可有阴囊外伤史。

慢性睾丸炎多由急性睾丸炎迁延而成，亦可因感染轻而逐渐演变形成。临床表现不一，可无疼痛或仅有微痛及胀感不适，附睾尾部轻度肿大及硬结，可以有急性发作，发作时附睾肿痛明显，也可伴有全身症状。

由外伤引起者可出现睾丸肿胀疼痛、阴囊青紫，如瘀血不消，继发感染，可出现红肿热痛，甚至化脓，可有发热等全身症状。

2. 辅助检查

（1）血尿常规检查。血常规检查，如白细胞总数明显增多，中性粒细胞比例升高者可考虑急性细菌性睾丸炎；白细胞总数减少，且淋巴细胞比例升高者，则考虑病毒性睾丸炎。

尿液分析可判断是否合并尿路感染。

（2）附睾结节可考虑细胞学穿刺检查。

（3）睾丸 B 超探查可了解睾丸肿胀的程度及有无脓腔。

睾丸炎应注意与睾丸肿瘤、绞窄症、附睾结核相鉴别。

（二）治疗

1. 中医内治

（1）急性子痈：睾丸肿大，疼痛，阴囊红肿灼热，皮肤紧张光亮，小腹疼痛，可有发热恶寒、头痛、恶心、口渴，小便短赤或刺痛，舌苔黄腻，脉象弦数。

治则：清热解毒，利湿消肿。

处方：龙胆泻肝汤加减。龙胆草 6～9 克，车前子 12 克，黄芩 10 克，柴胡 10 克，黄檗 6 克，生地 12 克，泽泻 9 克，炒栀子 9 克，当归 10 克，银花 9～15 克，蒲公英 20 克，橘核 9 克。加减法：脓成者酌加生黄芪、苡米、败酱草、天丁；疼痛剧烈者合金铃子散；脓溃后脓出不畅伤口经久不愈形成窦道兼见倦怠乏力，气短懒言者可加黄芪、太子参、麦冬、五味等。

（2）慢性子痈：附睾结节，逐渐增大，不痛或仅有微痛或胀感，阴囊不红不热，舌质偏暗，苔薄腻，脉细弦滑。

治则：疏肝理气，化痰散结。

方药：橘核丸加减。橘核 9 克，海藻 10 克，昆布 9 克，川楝子 9 克，桃仁 6 克，枳壳 9 克，木通 9 克，丹参 12 克，法半夏 10 克，制香附 9 克，当归 10 克，三棱 6 克，莪术 6 克。加减法：合并鞘膜积液者加赤苓、猪苓。

可同时配服小金丹。

2. 外治

（1）急性子痈：初期外敷金黄膏。阴囊水肿明显者，用 50% 芒硝液或硫酸镁溶液湿敷，亦可取二花、黄檗、红花、土茯苓各 30 克，共煎水浸泡阴囊，每次 20～30 分钟。

溃脓后用九一丹药线引流，脓尽改用生肌散纱布换药。

（2）慢性子痈：用冲和膏外敷，或以葱归溻肿汤外洗。

3. 针灸疗法

一般取太冲、大敦、气海、关元、三阴交等穴，均用泻法，对消炎和缓解疼痛有帮助。

4. 其他疗法

（1）抗生素的应用。急性子痈感染重者宜早期足量、联合使用抗生素，常用抗生素有喹诺酮类、大环内酯类、头孢类等，如为病毒性睾丸炎则宜选用抗病毒类药物。

（2）对症及支持治疗。

（3）手术治疗。脓肿形成应切排引流。

（三）预防及调护

（1）防止阴囊睾丸外伤，及时治疗泌尿系感染。

（2）急性发炎期应卧床休息，并抬高或托起阴囊。

（3）多饮水，宜进清淡食物，如蔬菜、水果等，忌食辛辣醇酒、炙煿之品，忌恼怒。

五、睾丸鞘膜积液

睾丸鞘膜积液属于中医“水疝”的范畴。其病因：在小儿由于先天禀赋不足，肾气未充，气化不利致水湿积聚内停而发；在成人多因肝湿热下注阴囊或由脾肾阳虚，气化不利，水湿停聚阴囊而发。

（一）诊断

1. 临床表现

本病多系单侧发病，阴囊逐渐肿大，早期多无自觉症状，常在洗澡或体检时被偶然发现。当积液量较多、肿物增大及张力增高时，立位可有下坠感或轻度牵拉痛。巨大的鞘膜积液时，阴茎缩入包皮内，影响排尿、性生活和行动。继发性鞘膜积液常存在原发病症状。

2. 体检

肿物一般为卵圆形，表面光滑，有囊性感。透光试验阳性。睾丸鞘膜积液时，由于积液将睾丸包裹，故在患侧睾丸触摸不清，精索鞘膜积液时，则能触及睾丸，且肿物位于睾丸上方。交通性鞘膜积液与体位有关，立位时积液增多，卧位或挤压积液可减少或消失。

本病应与下列疾病相鉴别：

（1）腹股沟疝、先天性鞘膜积液应注意与腹股沟斜疝相鉴别。一般疝内容物可以还纳，立位时出现，平卧时消失，外环口扩大，咳嗽时有冲击感，可听到肠鸣音。透光试验阴性。先天性鞘膜积液平卧后或对肿物稍加压时，积液可缓慢进入腹腔而消失。

（2）精液囊肿，常位于睾丸上方，附睾头部，多呈圆形，体积较小，一般在 2 cm 左右，诊断性穿刺可抽出乳白色液体，内可含死精子。

（3）睾丸鞘膜积血，有外伤史或局部穿刺史、阴囊皮肤出现瘀斑、疼痛。透光试验阴性，可穿刺出血液。

（4）睾丸肿瘤，实性肿物有沉重感、质地坚硬，无弹性。透光试验阴性。

3. 辅助检查

B 超或 CT 检查有助于诊断及鉴别诊断。

（二）治疗

婴儿期单纯的鞘膜积液，往往不须治疗就能自然消失，成人较小而无症状者，也有自然消失的可能。

1. 中医内治

中医内治宜辨证论治，常见证型有水湿内结证、湿热下注证与肾虚水滞证。

（1）水湿内结证：阴囊逐渐肿大，状如水晶，不红不热，触之有囊性感，或伴情志不舒、阴囊隐痛，痛无定处，舌淡，苔薄白，脉缓。

治则：健脾除湿，化气行水。

处方：五苓散合导气汤加减。白茯苓 12 克，猪苓 9 克，泽泻 9 克，白术 15 克，桂枝 3 克，川楝子 6 克，木香 6 克，小茴香 5 克，吴茱萸 3 克，车前子 12 克。

（2）湿热下注证：起病较快，阴囊肿大疼痛，皮肤潮湿，色红灼热，伴小便短赤，全身发热等证，舌红苔黄，脉滑数或弦数。

治则：清热化湿。

方药：大分清饮加减。白茯苓 15 克，猪苓 9 克，泽泻 9 克，川木通 9 克，炒栀子 9 克，车前子 12 克，枳壳 9 克，炒苍术 9 克，黄檗 6 克，甘草 6 克。

有阴囊外伤史，积液呈血性，可予大分清饮合桃仁四物汤加减。

（3）肾虚水滞证：阴囊肿胀，日久不消，阴囊及小腹冷痛，伴腰酸膝软，溲清便溏，舌淡苔白，脉沉细。

治则：温肾通阳，化气行水。

方药：济生肾气丸加减。熟地 12 克，怀山药 12 克，山茱萸 9 克，丹皮 6 克，茯苓 15 克，泽泻 12 克，桂枝 5 克，川牛膝 10 克，葫芦巴 9 克，巴戟天 12 克，小茴香 3 克，荔核 9 克，车前子 12 克，炮附子 5 克。

2. 外治

（1）取药：小茴香、橘核各 100 克，食盐 30 克，放铁锅内微火炒热，装入布袋中，热敷患处，每日 2 次，每次 15 ～ 30 分钟，适用于寒湿较重者。

（2）熏洗：五信子、枯矾各 10 克，煎水熏洗患部，每日 1 次，每次 20 ～ 30 分钟，或用二花、蝉蜕各 30 克，苏叶 15 克，水煎取汁外洗或湿敷患处，每日 2 ～ 3 次，每次 20 ～ 30 mL，适用于小儿鞘膜积液。

（3）针灸：取大敦、太冲、气海、三阴交毫针刺，泻法，配灸曲泉、水道。留针 15 分钟，隔日 1 次，10 日为一疗程。

3. 其他疗法

（1）合并感染者可应用抗生素。

（2）穿刺抽液，但单纯抽液极易复发，抽液后注入硬化剂的方法，意见尚不一致，采用硬化剂方法时，一定要排除鞘膜积液与腹腔相通的情况，同时严格无菌操作，预防感染。

（3）手术治疗：对于囊肿较大，或经非手术治疗无效者，可采用手术治疗。常见手术方式有鞘膜开窗术、鞘膜翻转术、鞘膜切除术及交通性鞘膜积液内环处高位切断及缝扎鞘状突等。

（三）预防及调护

（1）避免阴囊部外伤，减少鞘膜积液的发生。

（2）积极治疗睾丸、附睾的急性炎症，防止继发性鞘膜积液的发生。

（3）应用药物湿热敷时，温度不宜太高，以免对睾丸功能发生影响，或灼伤阴囊皮肤。

（4）手术治疗时，止血必须严格，以防发生阴囊血肿。

六、前列腺炎

前列腺炎是成年男性的常见病、多发病，是由病原微生物侵犯前列腺或其他原因导致前列腺的炎性病变。前列腺炎有细菌性前列腺炎，也有非细菌性前列腺炎（如衣原体、支原体、滴虫、霉菌等感染、无菌性前列腺炎、前列腺痛等）。前列腺炎有急慢性之分，急性前列腺炎的临床表现为尿频、尿急、尿痛、伴有发热等。慢性前列腺炎的主要症状有：会阴、小腹等处胀痛，尿频、尿急、尿道不适、尿道滴白等，具有病程冗长，反复发作缠绵难愈的特点，甚至可并发阳痿、早泄不育、神经衰弱等症。前列腺炎属于中医“热淋”（急性前列腺、慢性前列腺炎急性发作期）、精浊、劳淋的范畴，其部位在下焦，在脏腑与肝、肾、膀胱等关系密切。由于各种原因导致湿热之邪蕴于精室，经络阻塞，气血瘀滞，其主要病理改变为肾虚为本，湿热下注、气血瘀滞为标，临床中多见虚实夹杂证，病初以实证为主，病久则虚证多见。

（一）临床表现

1. 急性前列腺炎

急性前列腺炎发病较急，突发尿频、尿急、尿痛，严重者尿后滴白或尿滴沥，自觉会阴部肿胀坠痛，并向腰骶部、阴茎或大腿内侧放射，常伴有发热恶寒、头身疼痛等全身症状。肛诊时可发现前列腺饱满，肿胀，明显触痛。血常规白细胞升高，可达 2×10^9/L，尿液中可有脓球、白细胞或红细胞，前列腺液内则充满脓细胞，或大量白细胞以及含脂肪的巨噬细胞。

2. 慢性前列腺炎

慢性前列腺炎症状不一，表现复杂多样，常见症状有以下方面：

（1）排尿症状。有排尿不适，尿频、尿急、尿痛、尿未余沥或尿意不尽感等。尿道刺痒，尿道口常有乳白色分泌物。可有血尿或血精（合并精囊炎者）。

（2）疼痛。慢性前列腺炎的疼痛多不严重，为会阴部、直肠内的坠胀不舒和隐痛感，可向腰骶部、大腿内侧及下腹部放射。

（3）性功能障碍。性欲减退，遗精，早泄，阳痿等。

（4）多数患者有头晕、目眩、失眠、多梦、神疲乏力、精神抑郁等神经衰弱症状。

肛诊，可发现前列腺变硬，轻度压痛，病程较长者前列腺变小，质地不均匀，有小硬结。

3. 辅助检查

前列腺按摩获取前列腺液，可见白细胞增多，卵磷脂小体明显减少，即可诊断为慢性前列腺炎。如同时做细菌培养，可以对慢性前列腺炎做出明确诊断和分类，如细菌培养结果呈阳性，则可诊断为慢性细菌性前列腺炎；反之，则为慢性非细菌性前列腺炎。B 超探查：显示前列腺组织结构界限不清、紊乱，可提示前列腺炎。

前列腺炎应与泌尿系统感染、前列腺结核、前列腺癌相鉴别。

（二）治疗

1. 中医内治

前列腺炎常见有湿热下注、气滞血瘀、阴虚火旺、肾阳虚等证型。

（1）湿热下注证：此证型为急性前列腺炎和慢性前列腺炎急性发作期。临床表现为排尿异常、会阴部疼痛及全身感染性症状，舌质红，苔黄腻，脉滑数。

治则：清热、解毒利湿。

处方：龙胆泻肝汤加减：龙胆草 6 克，炒栀子 9 克，柴胡 6 ～ 9 克，木通 9 克，车前子 10 克，泽泻 9 克，生地 12 克，当归 12 克，萆薢 9 克，土苓 12 克，鱼腥草 15 克，瞿麦 15 克，甘草 6 克。

（2）气滞血瘀证：会阴、少腹、睾丸坠胀不适，隐痛或有血尿、血精、尿道滴白。舌质紫或有瘀斑点，脉象沉涩。

肛诊检查：前列腺体积缩小，质地变硬，表面高低不平或有结节。

治则：活血化瘀，理气导滞。

处方：前列腺汤《经验方》，丹参 15 克，泽兰 9 克，桃仁 6 克，红花 6 克，赤芍 12 克，制乳香 6 克，制没药 6 克，王不留行 6 克，青皮 6 克，川楝子 9 克，小茴香 3 克，白芷 6 克，败酱草 12 克，蒲公英 20 克，甘草 6 克。

（3）阴虚火旺证：腰膝酸软，头晕目眩，失眠多梦，咽干舌燥，形体消瘦，阳事易举，遗精早泄，尿未及大便用力时可有白浊滴出，舌红少苔，脉细数。

治则：滋阴泻火。

处方：知柏地黄汤加减。萆薢 10 克，车前子 12 克，甘草 6 克，知母 6 克，黄檗 6 克，生地 15 克，怀山药 12 克，山茱萸 9 克，茯苓 15 克，丹皮 6 克，龟板 10 克，牡蛎 20 克，酸枣仁 15 克。

（4）肾阳虚证：面色晄白，腰膝寒冷，神疲，阳痿早泄，稍劳后尿道口有血浊流出，舌胖淡，脉沉细。

治则：温补肾阳，涩精止泻。

处方：右归丸合金锁固精丸加减。熟地 15 克，山萸 9 克，菟丝子 9 克，杜仲 12 克，制附子 3 克，肉桂 3 克，当归 12 克，鹿角霜 10 克，沙菀蒺藜 10 克，芡实 10 克，龙骨 30 克，牡蛎 10 克。

目前已有多种治疗前列腺的中成药，经临床验证，效果良好，如前列回春胶囊、前列康、男康片、知柏地黄丸、龟苓膏、肾气丸、六味地黄丸、前列倍喜胶囊等，可随证选用。

2. 外治

（1）坐浴：应用解毒洗药煎汤或用温开水坐浴熏洗会阴部，每日 1 ～ 2 次，每次 20 ～ 30 分钟。对急性前列腺炎有效。用清热解毒、活血化瘀的中药，装入布袋内，放锅中蒸透，热敷会阴部，每睡前 30 分钟，20 天为一疗程，对慢性前列腺炎效果良好。

（2）灌肠疗法：用金黄散 15 ～ 30 克，加温开水（43℃）150 ～ 200 mL，保留灌肠，每晚睡前 1 次。

（3）贴脐疗法：用麝香 0.15 ～ 0.3 克填放于脐凹中，再将白胡椒 7 粒，研细，覆盖于上面，外用白纸封闭，胶布固定，7 天换药 1 次。

3. 针灸疗法

选肾俞、关元、膀胱俞、三阴交等，毫针平补平泻，每次留针 15 ～ 30 分钟，每日或隔日 1 次。

4. 其他治疗

（1）前列腺按摩术，每周 1 ～ 2 次，前列腺按摩可促进前列腺血液循环，并可起引流作用，有利于前列腺炎症的吸收，本法适用于慢性前列腺炎，对于急性前列腺炎则应视为禁忌。

（2）局部理疗：包括热水坐浴、短波透热、微波和射频热疗，多功能前列腺治疗仪治疗，电子透入和磁疗等。

（3）手术治疗：对于顽固难治、反复不愈且年龄较大的慢性前列腺炎，可考虑手术切除前列腺。

（三）预防及调护

（1）宜清淡饮食，忌辛辣，炙煿食物，忌酒，多饮水。

（2）节制性生活，适当控制且有规律的性生活，对治愈本病有帮助。

（3）保持心情舒畅，切忌过分忧郁、悲伤。

（4）适当进行身体锻炼，增强体质，预防感冒，忌长时间骑自行车、骑马等。

七、前列腺增生症

前列腺增生症又称前列腺肥大，是老年男性泌尿生殖系统的常见病。本病是由于前列腺组织细胞增多导致前列腺体积增大，进而压迫尿道前列腺部并发梗阻而产生尿频，排尿困难甚至尿潴留等症状，严重时可导致肾积水和肾功能损害，进而危及生命。属中医“隆闭”范畴，现称为“精癃”。

（一）诊断

1. 临床表现

前列腺增生出现临床症状一般在 55 岁以后，在不引起梗阻时可毫无症状，一般起病缓慢，逐渐加重，主要临床表现为逐渐出现进行性尿频，以夜间为明显，并伴排尿困难，尿线变细无力，余沥难尽，部分患者由于膀胱残余尿增多而出现假性尿失禁。可因受寒、劳累、憋尿、便秘等而发生急性尿潴留，严重者可引起肾积水致肾功能损伤而出现肾功能不全的一系列症状。部分患者可并发尿路感染、膀胱结石、疝气或脱肛等病症。

直肠指检前列腺有不同程度的增大，表面光滑，中等硬度而富有弹性，中央沟变浅或消失。

2. 辅助检查

B 型超声、CT、膀胱尿道造影、残余尿测定、尿流率（＜ 10 mL/s 则提示下尿路梗阻）等可协助诊断。

应与前列腺癌、神经源性膀胱功能障碍相鉴别。

（二）治疗

中医治疗应以通为用，温肾益气，活血利尿，是其基本治疗法则，出现并发症时应采用中西医综合治疗。

1. 中医内治

（1）湿热下注证：尿频、尿急、尿少而黄。茎中灼热涩痛，兼见大便秘结，口苦口干，少腹拘急，舌红，苔黄腻，脉弦数或弦滑。

治则：清热利湿，消隆通闭。

方药：八正散加减。木通 10 克，车前子 12 克，萹蓄 12 克，大黄 6 克，川牛膝 12 克，炒栀子 10 克，滑石 20 克，瞿麦 10 克，白茅根 20 克，桃仁 10 克，甘草 6 克，石苇 9 克。

（2）脾虚气陷证：有尿意而难解，滴沥或自遗，腹胀肛坠，面色萎黄，腰冷乏力，纳少便溏，舌淡苔白，脉沉细。

治则：补脾，益气，利尿。

方药：补中益气汤加减。党参 15 克，白术 10 克，当归 15 克，陈皮 10 克，黄芪 15 克，升麻 5 克，柴胡 10 克，肉苁蓉 12 克，车前子 12 克，甘草 6 克，木通 9 克。

（3）气滞血瘀证：小便不畅，尿线变细或点滴而下，甚或闭塞不通，尿道涩痛，小腹胀满隐痛，偶见血尿，舌边有瘀斑，脉弦或沉涩。

治则：行气活血，通窍利尿。

方药：沉香散加减。沉香 3 克，石苇 10 克，滑石 20 克，当归 10 克，生大黄 6 克，陈皮 10 克，冬葵子 10 克，王不留行 10 克，桃仁 10 克，水蛭 1 克，炮穿山甲 6～9 克。

加减法：伴血尿者酌加大蓟、小蓟、参三七等。

（4）肾阴亏虚证：小便频数不爽，滴沥难尽，甚至点滴难出，兼见午后颧红，盗汗，头晕耳鸣，咽燥口干，腰膝酸软，舌红少津，脉细数。

治则：滋阴补肾，通窍利尿。

方药：知柏地黄汤加减。知母 6 克，黄檗 6 克，丹皮 6 克，生地 15 克，山芋 9 克，怀山药 15 克，泽泻 9 克，花粉 9 克，琥珀 5 克，王不留行 10 克，车前子 12 克，甘草 6 克。

（5）肾阳不足证：排尿困难，滴沥不尽，尿频，尿线细，射程缩短，夜间尤甚，或小便自溢、失禁，并见神疲倦怠，腰膝酸软，畏寒肢冷，舌淡胖，苔白、脉沉迟。

治则：温补肾阳，通窍利尿。

方药：济生肾气丸加减。肉桂 5 克，制附子 5 克，熟地 10 克，山茱萸 10 克，山药 10 克，茯苓 15 克，丹皮 10 克，泽泻 9 克，川牛膝 10 克，车前子 15 克。

2. 外治

（1）敷脐法：大蒜头 2 个，生栀子 3 个，芒硝 3 克，先将生栀子碾成粉，次入大蒜同捣烂如泥敷脐部，待小便解后去药；或以葱白适量捣烂如泥加少许麝香和匀敷脐部，外以胶布固定；或以食盐 250 克炒热，布包熨小腹。或生葱 250 克，切碎酒炒入布袋敷脐部、小腹，至尿出为度。

（2）灌肠法：大黄 15 克，泽兰、白芷各 10 克，肉桂 6 克，煎汤 150 mL，每日灌肠 1 次。

3. 针灸疗法

实证选膀胱俞、阳陵泉等，用泻法；虚证选用肾俞、关元、足三里等，用补法，并可施用温灸。尿闭者，针刺气海、中极、三阴交、膀胱俞、足三里，用强刺激。体虚者灸气海、关元、水道等穴。

4. 其他疗法

（1）尿潴留者宜行导尿并持续，导尿失败者，行耻骨上膀胱穿刺抽尿或膀胱造瘘术。

（2）西药治疗。常用的有 α- 受体阻滞剂如特拉唑嗪等；激素类药物 5 α- 还原酶抑制剂如保列治、哈乐等，雌激素类，如己烯雌酚等；生长因子抑制剂，如通尿灵等。

（3）物理疗法：如微波、射频、激光等。

（4）手术治疗。手术适应证：①前列腺增生症引起明显的膀胱颈梗阻症状，经合理的药物治疗无效。②有急、慢性尿潴留、残余尿经常大于 60 mL。③前列腺增生出现并发症，如膀胱结石、膀胱内出血、腹外疝、上尿路积水等。手术方式：传统的开放前列腺摘除术（耻骨上经膀胱前列腺摘除术、耻骨后前列腺摘除术、保留尿道耻骨后前列腺摘除术、前列腺联合部切开术）；经尿道前列腺切除术、经尿道前列腺电气化术（TVP）等。

（三）预防及调护

（1）慎起居，避免感冒。

（2）少食辛辣，炙煿之品，忌饮酒。

（3）定时排尿排便，不憋尿，保持大便通畅。

（4）节制性生活。

第三章　中医骨伤

第一节　骨科固定方法

一、石膏固定

随着科技的进步，已经逐渐出现新型的石膏绷带，如丽珠固宝树脂绷带，它是采用新型树脂为主要原料，运用先进工艺技术涂布在网状棉织物上而制成的一种热敏网状树脂绷带。具有重量轻，强度高，透气性好，X线透视性好，不怕水，可塑性强，环保材料，埋在地下可降解为水和 CO_2，容易清洁等特点。新型的树脂石膏已经在临床初步应用，但由于其价格较高，还没有广泛推广，故本节仍以介绍普通石膏绷带为主。

（一）概述

1. 石膏绷带的制作

医用石膏（脱水硫酸钙，$2CaSO_4 \cdot H_2$）是由天然石膏即结晶石膏（水硫酸钙，$CaSO_4 \cdot H_2$）煅制而成。常用的石膏绷带用每平方厘米内有经纬线各12根的浆性纱布剪成宽15 cm长5 m，宽10 cm长5 m，宽7 cm长3 m的长条，去掉边缘径线2根，卷成卷备用。做石膏卷时把上述绷带卷拉出一段放置于桌上，上面撒石膏粉，用宽绷带卷或木板抹匀，石膏粉厚薄适宜，约1～2 mm即可，边抹边卷，松紧适度。为了使用方便，还可以做成宽15 cm，长60 cm和宽10 cm，长45 cm的两种石膏片，厚度约为6层，从两头向中心叠好备用。

2. 使用注意事项

（1）皮肤应清洗干净，遇有开放伤口，应更换敷料，纱布垫黏膏条尽量纵行放置。禁用环形绷带包扎，以免影响肢体的血运。

（2）肢体或关节必须固定在功能位，或固定在所需的特殊位置。在石膏固定时为了保持位置不变，尽可能将肢体用支架悬吊，也可由专人扶持，必要时术者亲自扶持。关节功能位置：①肩关节：外展45°～75°（儿童稍大），前屈30°～45°，外旋15°～20°。②肘关节：屈曲70°～90°，前臂中立位。③腕关节：背屈30°，尺偏5°～10°。④拇指关节：对掌位。⑤手指关节：掌指关节屈140°，近指间关节屈130°，远指间关节屈150°。⑥髋关节：外展10°～15% 前屈15°～20°，旋转0°。⑦膝关节：屈曲5°～20°。⑧踝关节：保持90°。

（3）扶持肢体时尽量用手掌，切忌用手指，否则可使石膏产生向内凸出的隆起而压迫皮肤。

（4）上石膏绷带或包扎石膏绷带时，不宜过紧，过紧可以引起呼吸困难、呕吐（石膏管型综合征）、缺血性挛缩、神经麻痹，甚至组织坏死。但是也不可过松，过松时起不到应有的固定作用。石膏绷带之间不能留有空隙，以免石膏分层散开而影响坚固，故上石膏时边上边用手涂抹，务使各层紧密相贴形成一体。在肢体凹陷处，石膏绷带应特别放松，必要时剪开，使绷带与体表相贴，不要架空而过，或打褶压迫皮肤影响血运。

（5）石膏固定四肢时，应将指、趾端露出，便于观察血运、感觉和活动能力。

（6）石膏固定完毕，用蓝色铅笔在石膏管型外面注明上石膏的日期，有伤口的要标明其位置，也可将骨折情况画上。

（7）血循环可能有障碍时，不可用完全的石膏管型固定，直至循环等并发症的危险过去后再使用石膏管型，在此阶段用骨牵引；必要时用一个简单的石膏托临时固定。

3. 操作步骤

（1）根据所需要的部位，用皮尺测量固定范围的长度，选择备好相应长度的石膏绷带（片）的长度、厚度（层数）。

（2）石膏衬垫：为了保持骨突部位及其他软组织不被压伤，在坚硬的石膏壳里面根据需要放棉花、毡垫。制作石膏背心、肩“人”字石膏、石膏裤需用螺纹筒子纱和毡子。四肢的石膏管型用螺纹筒子纱。石膏托则用棉花或石棉纸。

（3）使用时将石膏绷带卷（片）平放在 30 ～ 40℃的温水桶内，根据其大小和使用的速度每次可放 1 ～ 3 个，待气泡静止后用双手紧握两端，防止石膏丢失，适当挤去多余水分即可使用。石膏纵带不可泡水过久，过久则硬固，影响操作以至不能使用。

（4）绷带可选用三列或四列的，需将绷带两端的边线捋去两条，防止缠绕固定石膏时压伤肢体。

4. 石膏固定的优缺点

（1）优点：①石膏有良好的塑形性能，干后坚实，固定作用可靠，便于运送伤员。②可以利用“三点挤压”原理控制骨折的移位趋势。③通过楔形切开矫正骨折残留成角畸形是十分有效的方法。④对某些开放性骨关节损伤，利用石膏管型固定，局部开窗观察和处理创面也很方便。⑤石膏价格低，易于操作，便于推广。

（2）缺点：①由于石膏坚硬与肢体紧密相贴，所以难以适应肢体损伤后的进行性肿胀，影响血运，甚至出现坏死。②当肢体肿胀到一定时间后，肿胀渐消，石膏固定又会相对过松而致骨折再移位。③因为位置不理想需要重新复位固定时，则需要拆除更换石膏固定，操作烦琐，拆下的石膏等又不能重复使用。

5. 固定后的护理

（1）常规护理：①注意观察石膏固定肢体的肢端血液循环。凡新上石膏的患者，应列入交接班项目进行临床交接班。观察患者和患肢。凡肢端皮肤发青、发紫、发冷、肿胀、麻木以及主诉疼痛，麻木或感觉不正常的，都说明有血液循环障碍，须及时向护士长或负责医生报告。②石膏未干时，不应覆盖被物，以促其速干。冬天用支被架支起被物。石膏固定后必须设法使其尽快干硬，如适当的通风，或用烤灯照射。③石膏未干前，要用硬的人造革棉枕垫起凹陷部，以使凸出部分悬空不受压。④抬动未干的石膏时要用手掌托，避免在石膏上压出手指的凹陷来。⑤四肢术后打石膏的，须将患肢抬高，以预防肿胀及出血，下肢可用枕垫垫起，使患处高过心脏 15 cm，上肢可用枕垫或悬吊法。⑥遇患者主诉石膏内某处某一点有疼痛感时，切不可忽略，痛点不一定是在伤口或患处，这可能是由于局部石膏包扎太紧，产生压迫。若不予以重视，不及时加以检查及做减压处理，则过一段时间，该处因受压麻痹而不再感觉疼痛，以后可发展成局部组织坏死、溃疡形成，进而能嗅到石膏内有气味泛发出来。要注意石膏绷带的松紧度，过紧及过松都要到医院调整，过紧时容易引起血液循环障碍，甚至导致缺血性肌挛缩等并发症。过松时起不到固定作用，导致骨折再移位。⑦遇寒冷气候时要注意保暖，免得肢体冻伤；在炎热时须防中暑。⑧注意石膏的整洁，勿使大小便或食物玷污，翻身或变换体位时，注意保护石膏勿折裂。⑨保持石膏干燥，避免受潮，保持其整洁，防止污染，折断。

（2）预防压疮：①加强观察和检查：对于露在石膏外面的皮肤，特别是沿石膏边缘及未包石膏的骨突部位，每日至少检查 1 次。看有无红肿、摩擦伤等早期压疮症状，以便早期发现，早期处理。注意患肢血运，并与健肢时常比较。如果发现指、趾发绀、苍白、温度降低或被动牵拉过伸时疼痛，患者主诉指、趾麻木。要立即将石膏管型或石膏托剪开，直至剪到接触皮肤层，如仍不能缓解，根据情况对伤肢再做进一步处理。经常检查指（趾）的运动和知觉。如果不能自由活动，皮肤知觉减退或消失，但血运尚好，表明神经受压，应立即在受压部位减压或更换石膏。如同时有血运障碍，则要考虑有出现缺血性挛缩的可能，及时做相应处理。对受压的神经，给予神经营养药物促其早日康复。②加强按摩：至少每日 1 次用手指蘸乙醇伸入石膏边缘平面进行按摩。凡手指能伸到之处，均须按摩，以促进局部血液循环。足跟、尾骶部及肘尖等未包石膏的骨突部位，易于受压及受摩擦，须每日 2 次按摩以促进血液循环。按摩的方法，是把手沾湿并涂上一点肥皂，将手放在局部按揉，直到肥皂及水干了为止。③利用嗅觉，进行侦察：在离石膏 3 cm 处注意嗅闻。

在伤口没有感染的情况下，如石膏内发生腐臭气味，可能是石膏内有压疮，形成组织坏死，应及时报告。

（二）石膏托

1. 前臂石膏托

（1）适应证：尺桡骨下 1/3 骨折、尺桡骨远端骨折、腕骨骨折脱位、掌指骨骨折脱位、腕部以远的伸屈肌腱断裂、腕部的血管神经断裂吻合术后、腕部人工关节置换术后等。

（2）体位：患者可取立位，坐位或卧位。

（3）范围：自前臂的上 1/4 至掌横纹，手指需要固定的将石膏托延长超出手指 0.5 ～ 1 cm。

（4）位置：石膏托一般放在掌侧。如腕部伸肌腱断裂吻合术后，则需要将石膏托放在掌侧；前臂置于中立位，腕关节背伸位，指间关节伸直位。如果腕部掌侧血管、神经、肌腱断裂吻合术后，石膏托放在背侧，腕关节屈曲。

（5）方法：取宽 7 cm 或 10 cm 的石膏卷，按测量的长度做成厚 10 ～ 14 层的石膏片，折叠好，泡水后铺在预先准备好的棉花片上，展平，两端各放一块纱布。将石膏片连棉花片等一起按上述所需要的位置予以固定，缠绕绷带，把两端的纱布翻转压在石膏上使其两端不露棉花，这样既整齐又不显得脏乱，用绷带再缠绕 3 ～ 4 层即可。

2. 全臂石膏托

（1）适应证：尺桡骨骨折、肘部骨折脱位、肱骨髁上骨折、肱骨干骨折、上肢的血管、神经、肌腱损伤吻合术后、肘部人工关节置换术后。

（2）范围：自腋下 2 cm 至掌横纹。

（3）位置：肘关节屈曲 90°。腕关节功能位。前臂中立位或依据骨折需要选用旋后位。

石膏托在伸侧或屈侧。肱骨干上 1/3 骨折，或肱骨外科颈骨折，石膏托固定范围可以起自肩部。

（4）方法：同“前臂石膏托”固定。可用宽 10 cm 的石膏片，厚 12 ～ 14 层。

（三）上肢石膏管型

1. 前臂石膏管型

（1）适应证：对尺桡骨下 1/3、远端骨折，腕部骨折脱位，经闭合复位或开放复位术后、腕部人工关节置换术后肿胀消退或拆线之后等。

（2）范围：取肘关节功能位、上起肘前 1 cm，远端达掌指关节。

（3）位置：肘关节及腕关节取功能位，拇指对掌位，前臂中立位。

（4）方法：选螺纹筒子纱为衬里，将套在患肢的前臂及手上，桡骨茎突及尺骨小头处用约 0.5 cm 实厚的棉花垫上。各关节按上述要求置于一定的位置，用 7 cm 或 10 cm 石膏卷将前臂腕部及手掌部，虎口处缠 2 ～ 3 层为雏形，再将预先准备好的一定长度的 4 ～ 6 层石膏片放在掌侧或背侧，外面再用石膏卷缠绕 2 ～ 3 层为雏形，待石膏稍硬后，修整两端，注意掌指关节能屈曲，拇指能对掌。将衬里向外翻转、固定，再用石膏绷带缠绕 1 层并美化外观，做好标记。

2. 全臂石膏管型

（1）适应证：肱骨下端骨折、髁上骨折、肘部骨折脱位、尺桡骨骨折等，行闭合或开放复位后肿胀消退或拆线后。肘部矫形及人工关节置换术后等。

（2）范围：均与全臂石膏托相同。如做悬垂石膏时肘关节屈曲的角度要＜ 90°。

（3）方法：基本同“前臂石膏管型”，在肘部需将螺纹衬里铺平，肘窝处要十字剪开衬里，展平，内外踝、鹰嘴处也要垫棉片。

（四）肩“人”字石膏

1. 适应证

肩部骨折脱位、肩锁关节骨折脱位、肩胛骨骨折、肱骨解剖颈骨折、肱骨外科颈骨折、肱骨干上 1/3 及中 1/3 骨折等。

2. 体位

多采用立位。全麻术后可以取仰卧位。如选用站立位时，患侧上臂用支架悬吊、手扶在立柱上，无此设备也可以用他人扶持。仰卧位时，头枕在石膏床的台面上，用骶托及双下肢托板托住下半身，上肢用吊带吊起。

3. 范围

患侧上肢与肩部、胸腹部、腰背部及两侧髂骨翼上。

4. 位置

常用的固定位置是肩外展 75°，前屈 30°，肘关节屈曲 90% 腕关节背伸 30°，前臂旋后 45°。

5. 操作

躯干与患侧上肢穿好弹力螺纹衬里，将预先量体裁剪缝好的毡子背心穿好，肩及两髂骨翼部多垫一层毡垫；患侧腋下、肘、腕部均用棉片垫好。用 15 cm 宽的石膏卷泡过后将患侧上肢、患侧肩部及躯干缠绕 3 ～ 4 层；用 6 层石膏片放在患侧肩关节周围以连接上臂与躯干部分。胸背部周围和患侧髂骨翼部也要用石膏片加强。外面再用石膏卷缠绕 2 ～ 3 层。石膏硬固后，继续将患侧上肢做好石膏管型。要注意加强肩部与肘部的连接。为了加强肩部的连接，可在肘部与躯干之间加一木棍。石膏硬固后修整边缘，净化外观并写好标记。

（五）“8”字石膏

1. 适应证

锁骨骨折、肩锁关节 1° ～ 2° 脱位、胸锁关节脱位。

2. 体位

坐位，双手叉腰，两肩后伸。

3. 方法

两侧肩部、腋下及背部均垫棉花垫。骨折、脱位整复后，助手用膝顶住患者背部，双手拉住肩部后伸。术者用 10 cm 宽的石膏卷沿着“8”字走行，通两肩前方交叉于后背，一般绕 8 ～ 10 层即可。

（六）下肢石膏托

下肢石膏托分为短腿石膏托、长腿石膏托两类；又各分为前侧、后侧、前后侧三种。

1. 短腿石膏托

（1）适应证：胫腓骨中、下 1/3 骨折，踝部骨折脱位，足部脱位；踝部肌腱、神经、血管断裂吻合术等。

（2）体位：仰卧位，助手扶持住腘窝和脚趾。如俯卧位，足部需伸出床外；若坐位，需屈髋伸膝。

（3）范围：自腓骨小头下 2 横指（患者手指）到超出足趾 1 ～ 1.5 cm，如石膏打在前侧则到跖趾关节即可。

（4）位置：踝关节处于功能位，足中立，趾伸直。根据骨折复位等的需要选用相应位置。

（5）方法：用皮尺测量好所需长度，依照小腿的粗细可选用宽 10 ～ 15 cm 的石膏卷，按测量的长度分别制作 12 ～ 15 层的石膏片和棉花片。跟骨结节及内外踝部需将棉花片垫厚一点。将泡水后的石膏片铺在棉花片上，展平后连同棉花片一起固定小腿后方，足底至超足趾 1 ～ 1.5 cm，用绷带缠绕 4 ～ 5 圈，修整包齐两端，5 个足趾要显清楚。待石膏变硬后再放在床上。

2. 长腿石膏托

（1）适应证：股骨中下 1/3 骨折。膝关节骨折脱位。胫腓骨上 1/3 骨折。膝关节松解术后。腘动静脉断裂吻合术后，腓总神经损伤术后，膝关节肌腱、韧带损伤或修补术后。跟腱断裂或修补术后。膝部人工关节置换术后等。

（2）体位：仰卧位，若俯卧位，小腿伸出床外。

（3）范围：一般放在下肢后方，自大腿上 1/3 到超过足趾 1 ～ 1.5 cm。如在前侧，自大腿根部到跖趾关节。

（4）位置：膝关节屈曲 170° 位，踝关节功能位。

（5）方法：按测量的长度将 15 cm 宽的石膏卷制成 12 ～ 15 层石膏片，棉片的宽度及长度均略大于石膏片 1 cm。将腓骨小头、双踝、跟骨结节部垫好棉花片。泡水后的石膏片展平在棉片上，将二者一起置下肢的后侧（或依据需要放在前方）用绷带缠 4 ～ 5 圈即可。其他注意点同上。

3. 踝部 U 形石膏

（1）适应证：踝部韧带损伤，踝部撕脱骨折等。

（2）体位：同长腿石膏托。

（3）范围：自腓骨小头下 3 横指（患者手指）绕过足底沿小腿内侧上行，高度与外侧相等。

（4）方法：按测量的长度用 8 cm 宽石膏卷制成厚 8 ～ 12 层石膏片，泡水后展平铺在适当厚度的脱脂棉片上，依照踝部损伤情况相应地将踝关节内翻位，或外翻位，用绷带缠绕 3 ～ 4 圈。用术者的两手掌部抱踝略加挤按维持踝关节所需要固定的位置，硬固后再将小腿放在床上。

（七）下肢石膏管型

1. 短腿石膏管型（又名石膏靴）

（1）适应证：踝部骨折脱位，关节融合术后。距骨骨折脱位，内固定或距上、下关节融合术后。跟骨骨折脱位，跟骨畸形愈合截骨术或距下关节融合术后。足部矫形或三关节融合术后等。

（2）体位：同小腿石膏托体位。

（3）范围：自腓骨小头下 3 横指；抵达足趾背侧跖趾关节，足趾跖侧超出足趾 1 ～ 1.5 cm。

（4）位置：踝关节功能位。

（5）方法：测量前、后所需石膏片的长度，按此长度用 8 ～ 10 cm 宽石膏卷制成 6 层厚的两条石膏片。穿好螺纹衬里，在踝前将衬里“十”字剪开，铺平。胫骨前缘、内外踝部、足跟处放置棉垫。泡 8 cm 宽石膏卷两个及预制石膏片。先用石膏卷将患肢缠绕 2 层成为锥形，再放上前、后石膏片，外面再用石膏卷缠绕 2 ～ 3 层，石膏缠好后注意塑造足弓及踝关节的所需位置。待其稍干后修整边缘，外翻衬里用石膏卷再绕一层压住外翻的衬里，美化外观，注明标记。

于足融合术后需即刻上石膏靴，此靴不宜太紧，4 小时后趁石膏尚未干硬自前方纵行剥开，以利于更换敷料。

需要带走铁走路的，待石膏靴打上 1 ～ 2 天后干硬时才能安装走铁。走铁两侧的立臂应分别在内外踝的纵轴上，走铁底镶有 1.5 cm 厚橡胶条块，与石膏靴底有 1 cm 空隙。用石膏卷将走铁的两立臂固定石膏靴上，上走铁 1 天后即可下地行走。

2. 长腿石膏管型

分为带足的管型和不带足的管型两种。

（1）适应证：同长腿石膏托的适应证。用于其中需要加强固定的或利用石膏管型来矫正畸形的。

（2）体位：仰卧位，患肢由助手扶持或支架悬吊。

（3）范围：自大腿根下 1 横指到超过足趾 1 ～ 1.5 cm，足趾背侧应显露；或依据需要到内外踝上 1.5 ～ 2 cm（如髌骨骨折切开复位内固定、髌骨切除倒“V”字形髌腱修补术后）。

（4）位置：为了防止患肢在管型内旋转。膝关节屈曲 160° 位，踝关节仍在功能位。

（5）方法：基本上同小腿石膏管型，注意在腓骨小头处多垫些棉花。

胫腓骨骨折用长腿石膏管型固定之后，如发现成角畸形，在成角的凹面及两侧将石膏管型周径的 3/4 横径切开，衬里不必剪开，以成角的凸侧为支点（未切开的部分）把石膏管型扳开，至成角畸形完全纠正；然后再将缺口修整好。使用此方法时，注意不要使石膏过多地压迫凸侧软组织，压造成压迫性坏死。

传统的石膏管型固定应包括上、下关节，限制了有些关节的活动，因固定时间较长而引起关节僵直、肌萎缩，甚至导致严重的功能障碍。因此，这种石膏不宜长期使用。

为了克服上述缺点，并继续利用石膏的优点，近些年来在应用石膏固定骨折的方式上也出现了一些变化。一些局部固定有困难的骨折，如关节附近的骨折可采用U形石膏或石膏夹板固定。也有人提倡用所谓功能石膏，即不固定或少固定邻近关节，早期进行功能锻炼和负重。

（八）髋“人”字石膏

1. 适应证

髋关节骨折脱位、股骨颈骨折、粗隆间骨折、髋关节结核、髋部的骨疾病、先天性髋脱位、股骨干上1/3骨折等。

2. 体位

仰卧在石膏床上或简易的骶托方桌上。

3. 范围

裤腰部分的前方由肋缘下到耻骨联合，后方由腰1～2棘突至骶骨上方，会阴部要充分外露，以利于大小二便的护理。患肢需用长腿石膏管型，健侧大腿石膏到膝上3 cm。双侧长腿石膏管型则均要包括双足（此种叫石膏裤）。

4. 位置

双侧髋关节各外展15°～20°（或根据需要患侧外展可＞20°），屈髋10°～20°。患肢屈膝160% 患肢依据治疗的要求可相应内旋或外旋。

5. 方法

术前在腰部穿好螺纹衬里。上石膏时最好仍在麻醉中施行。将腰腹部衬里及患肢全长、健肢到膝关节均穿好衬里。腰腹及髂部用毡垫围好，粗隆部、骶前、股骨内外踝、腓骨小头、内外踝及跟骨部都放好毡垫。在衬里与腹部之间放一个薄枕，石膏干硬后务必取出，这样裤腰与腹部留有空隙便于患者饮食和呼吸。

用15 cm宽泡好的石膏卷把腰背部和大腿中上部先缠绕3～4层成锥形。长40～50 cm，宽10 cm，厚6～8层的石膏片共14条。在髋前方放交叉石膏片两条，侧方各放1条，后方各放1条，再用石膏片把裤腰的上、下缘各缠一周，以后再缠石膏卷2～3层。石膏硬固后，继续完成石膏裤的裤部分，其方法与上长腿石膏管型相同。修整裤腰及会阴部石膏边缘并美化外观，写好标记。为了坚固在两腿之间放一木棍，用石膏卷缠绕固定牢。

（九）石膏背心

1. 适应证

胸9～腰5脊椎骨折、脱位，结核，骨肿瘤等非手术治疗或术后固定。

2. 体位

俯卧位。双上肢外展、上胸部置于石膏上部，双侧大腿中上1/3以下放石膏床的下端，悬空胸腹部。或采用双壳法，患者仰卧在平床上，腰下垫枕，先做好胸腹部石膏壳，待其硬固取下烘干，日后患者俯卧在已硬固的石膏壳里再制作腰背侧石膏壳，最后将两个石膏壳用石膏卷缠绕连接在一起。

3. 范围

前方上起自胸骨柄，下至耻骨联合，后方上起自两侧肩胛骨下缘，下到骶骨中部，两侧超过髂骨翼 2 cm。

4. 位置

胸腰部背伸位。

5. 方法

穿好衬里、摆好体位，按预定的范围垫好毡子。依测量的长度预制 6 层石膏片 8 条：①胸骨柄至耻骨联合，左右各一条。②左右肩胛骨下角至骶骨中部，各一条。③由胸骨柄绕到骶骨中部，左右各一条。④胸椎中部绕到耻骨联合，左右各一条。用 15 cm 宽的石膏卷泡水后先缠绕 2 ～ 3 层成雏形，按顺序放好上述 8 条石膏片，再用石膏卷绕 2 ～ 3 层。硬固后修整边缘外翻衬里。腹部挖空，上自剑突下，下达脐与耻骨联合中点，左右到脐与腋中线的 1/2，剪成类圆形状，外翻衬里，再用石膏卷缠一层压好衬里，美化外观，标记日期。

（十）石膏领

石膏领分为两种。一种围领后上方包括头部，用于 $C_{1\sim3}$ 椎体病变。另一种围领后上只到枕骨结节，用于 $C_{4\sim7}$ 病变。

1. 适应证

$C_{1\sim7}$ 的骨折、脱位，骨结核，骨肿瘤，非手术疗法或手术之后。

2. 范围

围领上缘前方托住下颌，上后缘托住枕骨结节（带头部的可到头顶），下缘前方至胸骨柄，后下方到胸 $_{1\sim2}$ 棘突，左右各到锁骨中外 1/3 交界处。

3. 方法

预部戴好衬里，围以毡垫，用宽 10 cm 或 7 cm 的石膏卷缠绕 2 ～ 3 层，松紧适宜，不妨碍吞咽和呼吸活动。在颈的前、后、左、右各放一相应长短的 6 层石膏上，再用石膏卷缠绕 1 ～ 2 层。石膏硬固后，修整边缘，外翻衬里再绕一层石膏卷压住。

（十一）石膏床

1. 体位

仰卧式石膏床患者取俯卧位制作，俯卧位石膏床取仰卧位制作。

2. 范围

胸腰椎患者，用仰卧式或俯卧式均可。仰卧式，上方起自胸棘突，下方至小腿中部。俯卧式，上方起自胸骨柄，下方到小腿中部。颈椎或上胸椎的患者只能用仰卧式，还须包括头颈部。

3. 位置

脊柱尽量按生理弧度，两髋稍外展、屈曲，膝关节屈曲 170°。

4. 方法

以仰卧位式为例。患者俯卧，腰背和双下肢后放垫以衬里和毡垫，骶骨后方及两大腿内侧开窗。按下列部位预制 6 层石膏片：①由肩部一膝下 2 条。②横绕两肩部 1 条。③横绕腰部 1 条。④横绕两小腿之间 1 条。⑤沿开窗四周 4 条。用 15 cm 宽的石膏卷平铺 4 ～ 5 层，制成石膏床的雏形。将上述石膏片按顺序放好，展平后再铺石膏卷 4 ～ 5 层成一整体。硬固后修整边缘。取下、晾干后再让患者仰卧其上。

由于近些年来对脊柱损伤的护理技术不断提高和治疗方法的改进，石膏床的使用很少。如颈椎损伤合并截瘫者，多采用术前及术后的颅骨牵引及“四枕法”；胸腰段骨折脱位合并截瘫采用腰部垫枕法；避免了石膏床的很多并发症。

（十二）石膏固定的并发症

石膏绷带固定是骨外科常用的一种治疗方法，对骨折患者、先天性髋关节脱位复位后，石膏绷带固定可防止再脱位，保护骨痂、促进骨折愈合起到了重要的作用。但由于石膏固定后缺乏弹性，不能随时调整松紧度，又因固定要求超过关节，经常会引起并发症。这些并发症如不及时发现和处理，轻者给患者增加痛苦，重者可致肢体坏死，甚至危及生命。因此，在应用石膏绷带固定时一定要加强责任心，细心观察，及时处理。现就常见的并发症及预防分述如下。

1. 石膏远端的肢体水肿

腕部及踝部损伤之后手和足的肿胀是不可避免的，尤其在石膏托或石膏管型固定之后更为明显，这种水肿只要将肢体及时抬高和在允许范围内手指、足趾的主动活动，水肿可以渐渐消失。四肢其他部位的损伤，用石膏固定后手足出现肿胀时要特别注意有无“缺血性挛缩”征象出现，遇有些现象出现时，如使用的是石膏托，可将缠绕的绷带完全放松，然后再较松些缠好。若使用的是石膏管型，则需将管型纵向完全剥开，必要时将螺纹衬里也剪开，严密观察；如仍不能缓解应及时采取其他措施。

2. 张力性水疱、溃疡、压迫性神经瘫痪局部压伤

石膏固定后即不能调整造型，如果石膏固定时塑型不好，或某一部位石膏在未干时受压凹陷，就会发生局部压迫，造成局部缺血。所以在石膏固定时一定要做好塑型，石膏未干时要用枕头、砂垫等垫好，或用手掌托住主要部位，忌用手指按压。

踝、小腿、肘部的严重损伤或手术之后在 48 小时内皮肤很易出现水（血）泡，这种泡是由于组织创伤肢体高度肿胀、皮下组织液及血液渗出液增多而致。遇此现象除采取上述方法外也可以在无菌操作下用空针吸出泡内容物，如不及时解决可以造成压迫性溃疡。石膏干后非常硬，虽然里面有一层棉花，但是在骨骼突出部位仍然很突然出现压迫现象。如果压迫时间过长会皮肤溃烂，形成溃疡。因此患者如果感觉石膏内某些部位持续疼痛时，就要注意有无压迫性溃疡。石膏包得过紧还可能压迫周围神经组织，导致压迫性神经瘫痪。如下肢石膏压迫腓骨小头处，容易引起腓神经瘫痪，臂石膏压迫了桡神经，容易引起桡神经瘫痪。因此石膏固定后如果发现肢体麻木、疼痛、手指足趾活动障碍时，可能是压迫性神经瘫痪的早期症状。

3. 皮炎

如不用衬里将石膏直接接触皮肤，皮肤可能变得粗糙呈鳞状。有些患者的皮肤很敏感易发生皮炎，类似糜烂性皮炎继而感染，严重时可成化脓性皮炎。当有皮炎发生时，患者主诉有瘙痒，逐渐变为灼痛；刺激症状一经出现就应及时打开绷带或开窗查看清楚，视情况予以处理。

4. 肢体缺血性挛缩、坏疽

石膏管内没有宽松的空余，如果石膏绷带太紧，或是肢体肿胀严重，影响肢体血液循环，出现肢端青紫、发凉、麻木症状等，就会导致骨筋膜室综合征，造成肢体缺血性肌挛缩或肢体

坏死。此种并发症非常严重，因此切不可掉以轻心。骨折后的坏疽多因动脉的损伤，采用无衬里的石膏固定也易发生坏疽，只靠压迫指（趾）尖来证实毛细血管的充盈是不够的，需用多普勒听诊器查听末梢动脉的流动情况，当发现肢体缺血时应及时剥开石膏及衬垫全层，必要时手术探查。

5. 坠积性肺炎

伤后患者多卧床休息，有发生坠积性肺炎的可能，尤其是老年患者。根据具体病情，可以定期半坐、直坐、侧卧、俯卧或轻轻拍背，鼓励患者多咳嗽，以及对症给药。

6. 骨质疏松

卧床休息一个月后，即会出现弥漫性失用性脱钙如骨折已脱钙，自肾脏排出大量钙盐，血中可有不同程度的负钙平衡，时有泌尿系结石出现；因此，常规补充钙及适当的功能锻炼是十分必要的。

7. 肌肉萎缩

由于石膏的较长时间的固定，相应关节的主动功能活动停止。如若不依据伤情而积极地采取被固定肢体肌肉的主动功能锻炼，则被固定肢体的肌肉会明显的萎缩。

8. 关节功能障碍

多因不合理的石膏固定的时间过长所致。石膏等固定肢体的时间长或短，需要依据被固定的部位和伤情而决定。如肘部骨折脱位，石膏固定时间以 1 周为宜，去石膏后在医师指导下主动地进行功能锻炼，可以收到良好的效果。

9. 石膏综合征

躯干石膏固定后最严重的并发症。是由于包扎躯下部的石膏（石膏背心、胸肱石膏、髋人字石膏和蛙形石膏等）后发生的急性胃扩张所致。石膏固定过紧，石膏固定时脊柱过伸，腹腔容量变小，进食后肠管扩张，压迫肠系膜血管，使肠系膜上动静脉缺血，引起急性胃扩张，患者表现为恶心、腹胀、面色苍白、大汗、腹痛、呼吸浅快、脉搏快弱等，一旦出现应立即将石膏剖开，胃肠减压，用生理盐水洗胃，支持疗法，维持水、电解质平衡。因此，在躯干石膏固定时，需要注意以下几点。

（1）包扎石膏时一定不要过紧，要留出食后腹部膨出的空隙。

（2）脊柱固定的位置不要过度伸展。

（3）包石膏后以少量多餐为宜，不要进食过饮。

（4）要适当变换体位，如侧卧或俯卧以缓解以十二指肠横部的压迫。

10. 石膏固定失败

关节复位后石膏固定，需要由几个人共同完成。如果复位后配合不好，容易造成石膏固定失败，特别是先天性髋关节脱位，由于髋臼较浅，加之股骨头复位后肌肉牵拉较紧，很容易脱位。在石膏固定时医护人员要密切配合，固定完毕后再次拍片，如有脱位或骨折对位对线不满意时，应拆除石膏重新复位固定。

总之，对石膏固定的患者，医护人员应加强责任心，密切观察病情变化，向患者及家属交代好注意事项，指导做好功能锻炼，预防并发症的发生，促使患者早日康复。

二、夹板固定

小夹板固定技术是利用木制夹板做骨折外固定物，是在中医整骨经验的基础上，结合西医骨科经验和科研成果总结的一种骨折疗法。小夹板外固定是中医治疗骨折的传统方法之一，也为中西医结合治疗骨折做出了贡献。小夹板固定伤肢后既可以控制骨折断端的活动，又能使肢体早期进行功能锻炼，促进损伤修复，使骨折愈合的同时，功能随之恢复，病患多乐意接受。对某些部位的骨折（如手腕近端的骨折），小夹板固定较石膏固定更好。小夹板固定骨折的原理是从肢体功能要求出发，根据体运动学原理，通过适当的牵引力和反牵引力，加以小夹板的固定包扎，达到骨折端复位、制动和解除肌肉痉挛等作用，重新恢复肢体内部动力的平衡。因此，夹板外固定是一种以制动达到动力平衡的外固定方法。

（一）材料特点

夹板与压垫是一种局部外固定器具，在布带的约束下，夹板从整体上对骨折施以固定；压垫则集中夹板的压力，形成对抗和矫正骨折成角畸形及侧方移位的效应力，以保证骨折的顺利愈合。

1. 夹板

夹板材料以就地取材最为方便，常用的材料有杉木、柳木、胶合板等，做成与肢体外形、长短和宽窄相适应的夹板，每副夹板约 4 ～ 5 块。一般应具有下述三种性能。

（1）可塑性：夹板可弯曲成各种形状，以适应肢体各部体形，符合肢体的生理弧度。

（2）坚韧性：能有足够的支持力，承担肢体的重力，起到外固定的支架作用，不致弯曲变形或断裂。

（3）有弹性：能适应肢体肌肉收缩和舒张时所产生的肢体内部压力的变化。肌肉收缩时肢体内部压力增大，夹板可以吸收压力而发生形变；肌肉舒张时，肢体内部压力减小，形变夹板的弹性回位作用，通过压垫的集中放大后，作用于骨折断端，发挥它的持续复位作用。

2. 压垫

一般选用质地柔韧的棉花或毛头纸折叠成各种压垫，作为绑前在肢体与夹板间的衬垫，能维持一定形态，又有一定的支持力，即吸收，又散热，对皮肤无刺激作用。常用压垫有九种形状。

（1）平垫：适用于肢体平坦的部位，多用于骨干部。

（2）塔形垫：适用于关节凹陷处，如肘、踝关节。

（3）梯形垫：适用于肢体斜坡处，如肘后部、足踝部。

（4）高低垫：适用于锁骨或复位后固定不稳的桡、尺骨骨折。

（5）抱骨垫：呈半月状，用于髌骨骨折，现用绒毡剪成，此纸垫柔软。

（6）葫芦垫：适用于桡骨头脱位时。

（7）横垫：用于桡骨下端骨折。

（8）合骨垫：用于下桡尺关节分离时。

（9）分骨垫：用于桡尺骨骨折、掌、跖骨骨折。

3. 布带

用以捆绑夹板，宽 1.5 ～ 2 cm，用双层白布或 4 ～ 6 层绷带缝成，大腿用宽厚布带，上肢用窄薄布带。

（二）适应证

（1）闭合性骨干骨折。

（2）陈旧性骨干骨折。

（3）关节部骨折，如肱骨髁部骨折、股骨髁部骨折、踝部骨折。

（4）骨干不稳定性骨折结合骨牵引法。

（5）近关节处骨折选用超关节夹板固定。

小夹板固定是经常用于单纯的四肢骨折，如前臂骨折、小腿骨折等。值得一提的是，小夹板还可作为现场救护时骨折临时固定之用，因其材料来源比较广泛，木板、塑料板、纸板等均可代替其使用。因此，在暂无医护人员到场的现场救护时，若能掌握其使用方法也能达到自救的目的。

（三）禁忌证

（1）开放性骨折。

（2）闭合性骨折软组织明显肿胀，皮肤出现水泡者。

（3）闭合性骨折皮肤有明显挫伤者。

（4）合并骨一筋膜间室综合征者。

（5）合并神经、血管、肌腱等组织断裂者。

（6）不能按时观察的患者。

（7）伤肢肥胖皮下脂肪多，因固定不牢易发生延迟连接或不连接者。

（四）使用方法

在骨折整复以前，即应准备好夹板和纸压垫，根据骨折的部位和骨折移位倾向选择相应的夹板和压垫，并应大小适度，形状相宜。不适合时，即刻改制，不能嫌麻烦而勉强使用，以免影响固定效果。

骨折复位后，在骨折部敷好消肿膏。敷药的范围要大一些，尤其在关节附近的骨折，一般要包括关节远端部分肢体在内。敷药要平整，勿发生皱褶，以免留有间隙而发生水泡。并用绷带松松缠捆数周，如有皮肤轻度擦伤，则先涂地榆膏，再敷消肿膏。

将选好的纸压垫准确地放置在肢体的适当部位，用两条黏膏固定在绷带的外面。按照各部骨折的具体要求，依次安放选好的夹板，夹板放妥后，由助手用两手夹持固定。最后由术者用4条布带捆绑夹板，先捆中间两道，近侧端一道最后捆绑。布带打结应是外科双结，以免滑脱，布带结应打在外侧夹板上。捆绑时两手持带将之对齐，平均用力，捆绑两周。切忌抖动或从一侧抽紧，以免干扰骨折对位及体夹板滑动移位。最后检查布带的松紧度，X线透视检查复位满意后，即将患者送回病房。

第二节　骨科整复手法

整复是一切骨折和关节脱位治疗的首要步骤，也是骨折治疗基本原则的首要和关键。中医擅长手法整复，而西医擅长手术复位。《医宗金鉴·正骨心法要旨》说：“手法者，诚正骨之首务哉。”并强调“正骨者，须心明手巧，必素知其体相，认其部位，一旦临证，机触于外，巧生于内，手随心转，法从手出。或拽之离而复合，或推之就而复位。”“虽在肉里，以手扪之，自悉其情，法之所施，使患者不知其苦，方称为手法也。”可见，中医强调的“无创下使患者不知其苦，就把骨折脱位整复成功”的手法整复术，是医学追求的最高境界，具有很强的科学性。

一、骨折复位手法

（一）骨折复位手法的历史沿革

（1）正骨手法在我国有悠久的历史，唐代（公元618—907年）骨伤科形成一门专科。蔺道人在《仙授理伤续断秘方》中提出了“相度损处”“拔伸”“用力收入骨”“捺正”等手法。

（2）元·危亦林《世医得效方》指出：骨折脱位“须用法整顿归元”，首创用悬吊复位法治疗脊柱骨折。

（3）清·吴谦《医宗金鉴·正骨心法要旨》首次把“摸、接、端、提、按、摩、推、拿”归纳为伤科八法。

（二）正骨八法

正骨手法在骨伤科，尤其是中医骨伤治疗中占有重要地位，是骨伤科四大治疗方法（整复、固定、药物和功能锻炼）之一。具有方法简便，疗效显著等特点。

正骨手法在我国已有悠久历史，尤其唐·蔺道人《仙授理伤续断秘方》、元·危亦林《世医得效方》、清·吴谦《医宗金鉴·正骨心法要旨》等有关正骨手法阐述甚详。新中国成立后，中医正骨手法不断地得到发扬光大，进入一个新的发展时期。中医骨伤界泰斗尚天裕尚老融中国传统医学和西方医学之精华为一体，自1958年开始中西医结合治疗骨伤疾病，他们研习《仙授理伤续断秘方》正骨五法，《医宗金鉴·正骨心法要旨》正骨八法，结合自己临床实践经验和现代医学手法，总结出正骨十法：手摸心会、拔伸牵引、旋转回旋、屈伸收展、成角折顶、端挤提按、挟挤分骨、摇摆触碰、对扣捏合、按摩推拿。目前中医骨伤，中西医结合骨伤常用的正骨手法有八种。即正骨八法：手摸心会、拔伸牵引、旋转屈伸、提按端挤、摇摆触碰、夹挤分骨、折顶回旋、按摩推拿。

1. 手摸心会

骨折整复前，医者用手触摸骨折部位，要求手法先轻后重，由浅入深，从远到近，两头相对，确实了解骨折端在肢体内移位的具体方位，结合X线片所显示的骨折端移位情况，在头脑中构成一个骨折移位的立体形象，以达到良好的治疗效果。

2. 拔伸牵引

主要引用是克服肌肉拮抗力，矫正患肢的短缩移位，恢复肢体的长度。按照“欲合先离，离而复合”的原则，开始牵引时肢体先保持在原来的位置，沿肢体的纵轴，由远近骨折端做对抗牵引。然后，再按整复的步骤改变肢体的方向，持续牵引。所施牵引力量的大小须以患者肌肉强度为依据，要轻重适宜，持续稳妥。一般而言，青壮年男性患者，肌肉发达，拔伸牵引力应较大；相反，老幼及女性患者，所需牵引力不宜太大。对肌群丰厚的患肢，如股骨干骨折应结合骨牵引；但肱骨干骨折，虽肌肉发达，若用力过大，常使断端分离，以致造成不愈合。

3. 旋转屈伸

主要矫正骨折断端的旋转及成角畸形，尤其适用于靠近关节部位的骨折。这种手法弥补了单纯拔伸牵引的不足。肢体有旋转畸形时，可由术者手握其远端，在拔伸下围绕肢体纵轴向左或向右旋转，以恢复肢体的正常生理轴线；屈伸时，术者一手固定关节近端，另一手握住远端沿关节的冠轴摆肢体，以整复骨折脱位。如伸直型肱骨髁上骨折，整复时应首先纠正骨折的旋转畸形，在牵引下屈曲肘关节，才可使骨折远端与近端会合。伸直型股骨髁上骨折可在胫骨结节处穿针，在膝牵引；反之，屈曲型股骨髁上骨折，则需要在股骨髁上处穿针，将膝关节处于半屈曲位牵引，骨折才能复位。

对多轴性关节附件的骨折也是如此。如肱骨外科颈内收型骨折复位时，宜先在内收、内旋位牵引，而后外展，再前屈、上举过头，最后内旋扣紧骨折面，把上举的肢体慢慢放下来。总之，骨折断端的四种移位（重叠、旋转、成角及侧方移位）通常是同时存在的，采用拔伸牵引与旋转屈伸手法相结合，才可使远近骨折端轴线一致重叠移位得到纠正。

4. 提按端挤

主要用于纠正骨折之侧方移位。侧方移位可分为前后侧（即上下侧或掌背侧）移位和内外侧（左右侧）移位。实施手法时，术者以掌、指分别置于骨折断端的前后或左右，用力夹挤，迫使骨折复位。对于骨折前后侧移位者用提按手法，术者以双手拇指按于突起的骨折一端向下，其余手指提下陷的骨折另一端向上，使骨折两端对合。对骨折内外侧移位者用端挤手法，医者以一手固定骨折近端，另一手握住骨折远端，用四指向术者方向用力谓之端；用拇指反向用力谓之挤，将向外突出的骨折端向内挤迫。要求实施手法时用力要适当，方向要正确，术者手指与患者皮肤紧密接触，避免在皮肤上来回摩擦而引起损伤。

5. 摇摆触碰

这种手法主要适用于横断型及锯齿型骨折。经过上述手法后，骨折一般即可基本复位，但是横断、锯齿形骨折其断端间可能仍有间隙。为了使骨折端紧密接触，增加稳定性，术者可用双手固定骨折部，由助手在稳定地维持牵引下左右或前后方向轻轻摇摆骨折远端，直到骨折断端间的骨擦音逐渐变小或消失。触碰手法一般用于横形骨折发生在干骺端时，在骨折整复及夹板固定患肢后，术者可用一手固定骨折部的夹板，另一手轻轻叩击骨折的远端，使骨折断端紧密嵌插，增加稳定性。

6. 夹挤分骨

此手法适用于矫正两骨并列部位骨折的侧方移位。在胫腓骨、尺桡骨、掌骨干或跖骨干之间有骨间膜或骨间肌附着，发生骨折后，骨折端因受骨间膜或骨间肌的牵拉而相互靠拢，形成侧方移位。整复骨折时，术者以双手拇指及食指、中指、无名三指分别由骨折部的掌背侧或前后侧对向夹挤两骨间隙，使骨间膜紧张，靠拢的骨折端分开，远近骨折断相对稳定，并列双骨折就像“单”骨折一样进行整复。

7. 折顶回旋

肌肉发达的患者发生横断或锯齿形骨折后，单靠牵引力量常不能完全矫正其重叠移位，可实施折顶法。操作时，术者双手拇指抵于突出的骨折一端，其他四指则重叠环抱于下陷的骨折另一端，在牵引下双手拇指用力向下挤压突出的骨折端，加大骨折成角畸形，依靠拇指的感觉，估计骨折的远近端骨皮质已经相抵时，骤然反折。反折时，环抱于骨折另一端的四指，将下陷的骨折端猛力向上提起，而拇指则持续向下压迫突出的骨折端，这样较容易矫正重叠移位畸形。

回旋手法多用于矫正背向移位的斜型、螺旋形骨折，或有软组织嵌入的骨折。使用回旋手法时，关键在于必须根据受伤的力学原理，判断背向移位的途径，以骨折移位的相反方向施术。有软组织嵌入的横断骨折，须加重牵引，按原来骨折移位方向逆向回转，使断端相对，从断端的骨擦音来判断嵌入的软组织是否完全解脱。操作时，术者一定要十分谨慎，依靠双手分别把持两骨折断，使两折断骨皮质互相紧贴，以免增加软组织的损伤。若感到回旋有阻力时，应改变方向，以使骨折复位。另外，实施此手法时，术者常需告诫助手在解脱嵌入骨折断端的软组织后，应适当放松牵引。

8. 按摩推拿

本手法适用于骨折复位后，起到调理骨折周围软组织的作用，可使扭转曲折的肌肉、肌腱随着骨折复位而舒展通达，这对关节附近的骨折尤为重要。操作时，手法要轻柔，按照肌肉、肌腱的走行方向由上而下顺滑捋筋，达到散瘀舒筋的目的。

总之，具体应用中应如《医宗金鉴·正骨心法要旨》所谓“一旦临症，机能于外，巧生于内，手随心转，法从手出”。做到轻、稳、准、巧，即要求术者和助手在手法整复操作过程中要做到精神集中，小心谨慎，配合默契，有备而来，操作准确，用力恰当，果敢敏捷，灵活机动，争取不增加患者痛苦一次性无创伤正确复位。

（三）正骨八法的注意事项

（1）合理应用正骨手法可以解决许多临床问题。中医骨伤科学是中医宝库中的一个重要组成部分，经过一代又一代医务工作者的不懈努力，传统的正骨方法已经得到了发扬光大。现在的中医骨伤科医生已不再是传统上的正骨拿环郎中，他们既可以应用手法对一般骨伤进行闭合整复，也可以通过手术实行对骨折的开放复位，并在手术中进一步地发挥中医手法的优势，缩短复位时间，减少患者痛苦。

（2）应用手法整复骨折应严格掌握手法的适应证和禁忌证，按照手法原则进行正规操作。手法虽然具有这样或那样的优点，但是它是靠医生来实现的，并且受许多条件的限制。从另一角度来说，手法不是万能的，不能勉强。当手法不可能完善地解决问题时，应该为患者选择手术或其他更有利的方法。

（3）在进行手法整复前，患者的一般健康状况必须是良好和稳定的。在整复时，让患者采用舒适的体位，并给予适当的止痛和麻醉，对顺利完成整复，避免并发症是非常有意义的。这样做虽然费事，但是很人道。

（4）在X线透视下整复骨折，不值得提倡。施加暴力或反复多次的手法整复对患者是有弊而无一利的，应予避免。

（5）最后的X线复位标准应该从严掌握。老年人一般健康状况不理想，对功能要求不高，或拒绝手术者，复位标准可以适当放宽。低龄儿童长管状骨骨折可以允许轻度的重叠移位、侧方移位或成角，在以后的发育中可以完全或几近完全矫正。较大程度成角或旋转移位必须予以纠正，否则可以引起发育畸形。

（6）患者及家庭成员对骨折功能对位的X线标准的认可程度会有差别，医生可以予以解释。

对实在接受不了的，可以考虑手术开放复位。

二、脱位复位手法

（一）脱位复位手法历史沿革

脱位的复位手法，历代积累了丰富的经验。如唐·孙思邈《备急千金要方》的下颌关节脱位的口腔内复位法，唐·蔺道人《仙授理伤续断秘方》的肩关节脱位椅背复位法及清·胡廷光《伤科汇纂》的“上髎歌廖诀”等。近代除继承、整理前人的手法经验外，结合临床在脱位整复手法研究方面更前进了一步。

（二）施脱位复位手法注意事项

如同整复骨折一样，要求医者施行手法前要全面掌握病情，进行详细的体格检查，结合X线片所见，明确诊断。应分清是全脱位，还是半脱位，以及脱出方向；注意有无并发症的存在，如骨折、神经血管损伤等。在手法整复之前，要充分准备，选好助手并做好分工，备妥复位与固定的用具，使用必要的麻醉止痛措施；同时，做好患者的思想工作，减少患者的紧张和顾虑。在整复过程中，根据病情选择有效的复位方法，避免使用暴力，医者精力要集中，手法要熟练灵活，动作要轻巧，掌握用力大小和方向，且密切注意患者的反应及局部变化。脱位如伴有骨折时，应先整复脱位，后整复骨折。

（三）手法操作要点和适应证

1. 手摸心会

如同骨折整复手法一样，手摸心会可以辨明是否脱位，是半脱位还是全脱位，是前脱位还是后脱位，是新鲜脱位还是陈旧性脱位等，术者做到心中有数，施法时才能有的放矢。

2. 拔伸牵引

古人云：“欲合先离”“离而复合”。拔伸牵引是脱位整复最基本的手法之一。关节脱位后，由于周围肌肉痉挛，脱位的骨端被弹性固定在关节外的某个位置上，如不施以牵引则脱位难以纠正。牵引要有对抗，否则无效。牵引方向和位置要正确，牵引力量与时间要充分。在整复时一般先顺伤肢畸形方向牵引，然后逆伤力方向牵引复位。只有充分牵引才能克服肌肉痉挛，有利脱位的整复。临床上许多医生复位不成功，而其他医生手到病除，与上述因素不无关系。拔伸牵引可以借助支具或机械。牵引过程中与患者交谈可以分散其注意力，使其肌肉放松，有利整复。

3. 屈伸回旋

在有些情况下，关节脱位后骨端常被撕裂的关节囊、韧带或肌腱组织卡住或锁住，如单纯施以拔伸牵引，则越是牵引脱位越是不易纠正，应采用此法。采用本手法前要仔细分析受伤机制，手法逆创伤机制而施。对骨质疏松者，施法时要小心，可能引起骨折。

4. 端提捺正

如同整复骨折一样，本手法主要用于纠正骨端的侧方移位。本手法是联合手法，可以综合使用，也可以单独使用。

5. 足蹬膝顶

顾名思义，用足蹬，用膝顶，力量较大，主要用于肩、膝或肘等大关节脱位的整复。使用该手法应该在充分对抗牵引的基础上进行。否则非但不能整复脱位，反而容易引起其他损伤。

要注意对主要受力部位软组织的保护。

6. 杠杆支撑（杠抬法）

对骨质条件较好的关节脱位，如肩关节脱位，在上述手法无效的情况下，可以尝试以该方法整复。

整复前一定要拍摄X线片，了解骨质情况。对骨质疏松或关节周围严重粘连者，禁用本手法。使用本手法时要随时注意患者反应，有疑问即刻停止，或改用他法。

三、理筋手法

理顺经络的一种手法。操作时一般先用按、推、摩、揉、擦等手法，镇痛解痉，散瘀活血，疏松肌肉；继用屈伸、旋转、牵抖、摇晃等手法，调和营卫，理顺经络，分离粘连；最后运用叩击、揉搓、运展等手法，调和气血静脉。用于各类筋伤的治疗。

（一）理筋手法功效显著

1. 镇痛止疼效果好

肢体伤筋后，血管破裂，离经之血瘀阻经络，或流注于四肢关节，或浸滞于肌肉腠理，不通则痛。筋脉受损可以引起肌肉痉挛，拘急作痛。理筋手法可以通过刺激患部或相邻部位，达到疏通气血，消除瘀阻，缓解痉挛，通络止痛的目的。对因为感受风寒或退化引起的关节疼痛，理筋手法能达到镇疼、移痛或消痛的作用。

2. 理顺筋络，整复错位

对某些因为跌扑损伤引起的肌肉、肌腱、韧带或筋膜组织破裂、滑脱或关节咬合不良，可以通过理筋手法进行理顺、整复和归位。临床上经常可以看到这类患者，损伤后影像学检查未发现阳性改变，而一般的药物治疗又无效，可以采取理筋手法治疗。

3. 剥离粘连，通利关节

损伤后或手术后，离经之血瘀阻于患部，经常可以引起筋络之间或筋骨之间的粘连，造成关节屈伸不利。在早期使用理筋手法能达到预防粘连的作用。在中后期，能起到剥离粘连，柔顺关节，改善关节功能的作用。在维持可靠固定效果的前提下，应尽早鼓励患者活动关节，这对预防“骨折病”非常有意义。目前，临床上广泛使用的CPM机即可起到这种作用。

（二）理筋手法

理筋手法名称繁多，有些手法相似却名称不一，有些名称相似手法却有很大差异。临床常用的手法约有十多种。

1. 按摩法

按法和摩法的合称，按是用指尖、拳尖、手掌、肘等部位在患处垂直用力，按法作用较深，以局部感觉胀痛为度。摩法是用手在局部回旋移动，作用轻柔而浅，速率较快。按摩两法临床使用最普遍，明代以前作为理筋手法的总纲。

2. 推拿法

推法和拿法的统称，推法是用指、掌等着力于人体一定部位或经络、穴位上，沿某一方向向前推行；拿法是用双手或单手，以拇指与其他手指相对捏拿某一部位或穴位，徐徐用力捏紧，并不时揉拿。推法因操作部位不同分成指推法、大小鱼际推法、掌根推法等；拿法分成三指拿、四指拿、五指拿等。推拿法是常用手法，故又是手法的统称。

3. 揉法

用手指或手掌在皮肤上压着做轻轻回旋揉动的手法，操作时手不离开皮肤，使该处的皮下深部组织随揉动而滑移。

4. 点穴法

点穴法又称指针，是用指端、指间关节、拳尖、肘尖等部位在体表经络、穴位上垂直点压，使患者产生得气感，是常用的治疗性手法。

5. 㨰法

用手背近小指侧部分或小指、无名指、中指的掌指关节突起部或前臂，附着于施术部位做连续㨰动运动。

6. 叩击法

叩法和击法的合称，叩法较轻，用空拳或指端；击法较重，用拳、掌或器械。叩击法操作时是以腕部活动带动手部叩击，快速有节奏，用力又有弹性。

7. 摇晃法

依据被摇晃的部位，持拿肢体远端，相对固定肢体近端，以关节为轴，使肢体做被动的回旋、环转及屈伸活动。

8. 牵抖法

用双手或单手持握肢体远端，轻轻向远端做牵拉，然后发力快速上下抖动，使肢体产生小幅的上下连续颤抖。

9. 扳动法

用双手向同一方向或相反方向用力，使关节被动伸展或旋转至极限，然后再突然用巧力，使关节产生一声弹响。扳法主要用于颈、腰、胸椎及关节筋伤，手法技巧性极高，使用不慎可能出现意外，故须慎用，严格掌握。

10. 弹拨法

弹法和拨法的合称。弹法用拇指与其他手指相对捏拿肌肉筋腱，用力向上提拉迅速放手，使筋腱回弹；拨法用指端按压于穴位上或某一部位，做与肌筋纤维垂直方向地来回拨动。

11. 屈伸法

用手持握关节两侧的肢体，根据关节活动的方向和范围，做关节被动的屈伸活动。

12. 捋顺法

用双手或单手贴放在肢体上，沿肢体长轴方向来回推动，用力宜均匀，动作要连续。常是治疗的结束手法。

（三）运用

以上是临床常用的基本手法，使用时常需两种或两种以上手法混合使用，达到治疗的综合作用。使用时一定要在辨证诊断明确的基础上，确认无理筋手法的慎用症和禁忌证时，方可使用。一般认为，年老体弱、伴有严重器质性疾病者，急性筋伤伴较大血肿或开放损伤出血者，孕妇，伴有骨折、脱位的急性筋伤等均需慎用。理筋手法的禁忌证有：恶性肿瘤患者，骨强度明显降低者，骨、关节化脓性感染、结核等感染性疾患，严重的软组织感染者，内伤属脏腑损伤者，凝血机制障碍或血管脆性增加者。

第三节　骨伤病中医治疗

一、开放性骨折

凡骨折时，合并有覆盖骨折部位的皮肤及皮下软组织损伤破裂，使骨折断端和外界相通者，称为开放性骨折。开放性骨折是创伤骨科的常见病、多发病，随着社会的发展，现代化高速工具的使用，所造成的开放性骨折日趋严重，病情越发复杂、治疗更加困难。

（一）早期治疗

即由锐器或钝器性暴力等作用使皮肤或黏膜破损，骨折或骨外露的创伤称为开放性骨折。可以形成开放性骨折的伤因很多，大致可以分为两大类。一类为由外在暴力直接形成损伤，常见的切割伤，压榨伤，绞轧伤，碾挫伤，撕脱伤，以及由子弹或弹片等造成的投射伤均属此类。除骨折外，皮肤、筋膜、肌肉等软组织均有不同程度的开放伤，致伤同时异物和致病菌也随之进入体内。另一类为由骨折端移位及异常活动所造成由内向外的穿刺或撕裂，伤口及外露骨折，可有不同程度的污染。

临床上将开放性骨折可分为 3 型。

Ⅰ型：创面清洁，创口小于 1 cm。

Ⅱ型：创口撕裂伤大于 1 cm，但无广泛软组织伤或皮瓣撕脱等。

Ⅲ型：有多段骨折和广泛软组织损伤，或创伤性断肢枪弹伤、农业机器绞轧伤和大血管伤等均属此类。

开放性骨折不管哪种伤因和损伤程度是否严重，共同的病理特点是自创口为中心，向外出现不同的 3 个创伤反应区。即第一区为伤口中心区，组织直接遭受损伤，可能有多种异物（泥土、布片、弹片等）存留，也必然有大量细菌带入创口；第二区为损伤组织的边缘区，各种组织（肌肉、肌腱等）被挫灭，可因此呈瘀血或坏死，有利于细菌的侵入、存留和繁殖；第三区为伤口外层的组织震荡反应区：该区内的组织可呈现水肿、渗出、变性以及血管痉挛，因此活力降低，容易发生感染或使感染扩散。

一般锐器伤，第一区组织挫伤范围小，第二、第三区的范围相应也小。骨折端穿刺伤的软组织损伤更轻，第二区、第三区范围更小。钝性暴力伤，组织损伤严重，第二、第三区范围也相应增大。认识创伤性质和其病理特点是正确了解伤情的基础。

1. 清创的时间

任何开放性损伤均应争取尽早进行清创术。通常伤后 6 ～ 8 小时以内，污染伤口的细菌还未侵入组织深部，是清创术的黄金时间，对污染不太严重的创口，基本可以做到彻底清创。即使超过 6 ～ 8 小时，在 24 小时以内，感染尚出现，在抗生素的有效使用下进行清创也是有益的。超过 24 小时的污染创口，已有细菌侵袭深部组织，原则上不应施行彻底清创，但应简单清除明显坏死的组织和异物，建立畅通的引流，留待二期处理。

除时间外，污染程度也是十分重要的因素。如果污染严重，3 小时后即可形成感染。反之污染较轻，甚至超过 24 小时，仍可进行彻底清创。

2. 清创的步骤与要点

清创的目的，使开放污染的伤口通过外科手术转变为接近无菌创面，从而为组织修复和骨折治疗创造条件。因此正确掌握清创技术是开放性骨折早期处理的关键。

（1）清洗伤肢：在良好的麻醉下，严格按无菌要求，彻底清洗伤肢和创面四周健康组织上的污垢和尘。刷洗时用的手套，刷子和肥皂水均应消毒无菌。冲洗可用自来水等渗盐水或 1 ∶ 1 000 苯扎溴铵溶液，并可用乙醚脱去油垢。冲洗液应流入创面，以防加重污染。刷洗后，将肢体擦干，然后常规消毒，盖无菌单巾，应注意做手术搬动患肢时，使未消毒部位不在手术区外露。

（2）清创：做到彻底清创，必须按一定顺序，由一点开始，逐渐扩大手术范围，由浅入深，仔细操作。

1）皮肤：皮肤首先应根据伤口部位，污染程度和毁损范围，沿肢体纵轴扩大皮肤伤口，以能充分暴露深部伤腔为度。清除已被挫灭失去活力的皮肤，并将不整齐的皮肤边缘切除 1 ～ 2 cm，同时清除已轧脱皮瓣的皮下脂肪。

2）深筋膜：沿肢体纵轴切开深筋膜，以防组织肿胀、内压增加时导致组织缺血。肘腘部远端有严重外伤，或在大血管重建术后，筋膜切开术对防止筋膜间隙综合征的发生尤为重要，应常规进行。

3）肌肉：失去活力的肌肉如不彻底清除，极易发生感染。但清创时对肌力失活情况不易正确判断，更应注意中心部位的清创，直至有活性出血为止，以防发生厌氧性感染。此外，撕裂的肌肉多已丧失功能，愈合后多半形成瘢痕组织，因此清创时不应忽略。

4）肌腱：污染严重失去生机的肌腱应给予切除，如为整齐的切割伤，应一期缝合。因为肌腱不缝合，肌肉可因回缩丧失功能，尤其儿童患者，处理时更应尽量缝合，以便重建肌肉功能。

5）血管：血管如果不影响患肢血供应，清创后可不再吻合，如为主要血管损伤，清创后应在无张力下一期缝合，必要时应行自体血管移植。

6）神经：神经断裂如无功能影响，清创时可不吻合。如为神经干损伤，清创彻底可一期修复。但如有缺损或断端回缩不易吻合时，清创时不可单纯为了探查神经进行广泛暴露，可以留待二期处理。

7）骨折端：骨折端一般骨皮质污染深度不会超过 0.5 ～ 1 mm，骨松质及骨髓腔至多渗透 1 cm 左右，因此污染明显的骨折端，用刀片刮或清洗，即可达到清创要求。骨髓腔内如有污染可用刮匙伸入髓腔 1 ～ 2 cm 将其刮除。为防止骨缺损，只有完全游离的小骨片可以切除。大骨片即使完全与软组织分离，洗清干净后，也应放回原处，不可轻易摘除，以免发生骨缺损，造成骨不连。

8）异物及组织碎片：创口中的异物、组织碎片、血凝块等均应彻底清除。但异物如为铁片、子弹等无机物质，投射部位深，不在创面表层，亦可暂不取出，留待二期处理。

（二）开放性关节伤的早期处理原则

开放性关节伤多因由外向内的直接暴力造成，也可因骨折端的继发暴力穿破关节囊形成。

1. 分类

按损伤程度不同，可分以下几类。

（1）单纯关节囊损伤：为外力直接穿破关节囊引起。因外力大小不同，关节囊损伤程度亦有不同。如为锐器穿刺伤，可只有小的创口，关节面不外露。纯性暴力伤，关节囊可广泛撕裂，关节面踝露，或因韧带撕裂合并关节脱位，关节腔可有积血、积液和异物存留。

（2）合并有骨折的关节面损伤：多为钝性暴力所致，关节腔可有明显积血、积液。

（3）关节内粉碎性骨折：为较大暴力直接打击所致。损伤广泛，可合并大血管损伤。

2. 早期处理

开放性关节伤的处理原则是清创、关节制动和抗感染，若能在 6 ～ 8 小时内进行彻底清创和合理使用抗生素，由于韧带、骨膜和关节软骨较肌肉抵抗力强，因此创口多能一期愈合。早期虽然给予适当制动，但不影响关节功能的恢复。

（1）关节切开：如创口较小或只有关节腔内损伤，可将原创口扩大，如果扩大原创口可能造成重要组织损伤以及关节骨折须特殊处理，或关节腔污染严重时则应采用关节部的标准切口，以能充分显露、清楚观察关节腔内的损伤情况为度。

（2）清除脱落的破碎组织、游离小骨片及异物。

（3）冲洗：须用大量生理盐水或 1 ∶ 1 000 苯扎溴铵彻底清洗关节腔。为了保证冲洗干净，一般大关节用水量可多至 3 000 ～ 6 000 mL。

（4）关节内骨片的处理：关节内已脱落的骨碎片如果除去后不影响关节稳定性者，应去除，大骨折块对关节功能有影响者，则应尽量保留，用克氏针或螺丝钉固定。

（5）关节囊缝合：彻底清创后关节囊应一期缝合，如果长时间开放，将发生粘连，造成关节僵直，如果清创达不到彻底要求，现多认为暂时开放，不会使关节面受到损害。如果伤后时间较长，关节周围已经形成蜂窝织炎，但关节腔内并未发生感染，仍可缝合关节囊。做好关节囊外的开放引流，以防感染侵入关节腔内，3 周后炎症局限，皮肤延期缝合。

（6）抗生素的应用：全身用药原则与开放性骨折同。因为关节滑膜不是抗生素的屏障，因此关节内一般不须特殊用药，但关节囊闭合后仍应注入抗生素，必要时可以多次穿刺注射。

（7）制动：有利于创口愈合和控制炎症发生，髋膝关节可用下肢牵引，其他关节可用石膏固定。

关节伤的治疗以恢复关节运动功能为主要目的，固定时间一般为 3 周左右，如果过长，必然发生僵直。对关节面损伤较轻的病例，创口愈合后即可开始早期活动，损伤严重、影响关节稳定或功能不能恢复者，可留待晚期考虑关节融合术或其他功能重建手术。

二、脊柱骨折

脊柱骨折十分常见，占全身骨折的 5% ～ 6%，其中胸腰段脊柱骨折多见。胸腰段脊柱（T_{10} ～ L_2）处于两个生理弧度的交汇处，从上胸椎至中段腰椎，经过胸腰段脊柱的转接，屈伸活动度明显增大而轴向旋转度明显减小，椎体活动逐渐失去肋骨的限制，椎间盘的大小及形状也存在很大的改变，这种活动方式的改变以及解剖结构的特殊性，使胸腰段脊柱处于应力集中之处，因此该处骨折十分常见，约有 50% 的椎体骨折及 40% 的脊髓损伤发生于 T_{11} ～ L_2 节段。

（一）病因病机

目前，在我国造成脊椎骨折的主要原因依次为坠落伤、摔伤、挤压砸伤及交通事故伤。脊柱骨折多由间接暴力引起，如果将作用于脊柱的暴力分为垂直暴力和水平暴力，则垂直暴力是引起脊柱骨折的主要因素。分析受伤机制要根据患者的受伤史及X线片。造成脊柱损伤的力量主要有屈曲、过伸、轴向负荷、椎体内部切应力及侧方弯力，其中80%的病例是屈曲力及轴向挤压力，屈曲及来自轴向压力的瞬间分别形成压缩骨折和部分的暴力骨折。屈曲压缩、垂直压缩、侧方压缩等力量易产生单纯的胸腰椎骨折。胸腰段遇到旋转屈曲分离、平移等暴力易引起爆裂骨折及脱位等。

1. 屈曲型损伤

从高处坠落臀部触地躯干前屈，或头枕部触地颈椎前屈，使脊柱相应部位椎体前半部受到上下位椎体、相椎间盘的挤压而发生压缩性骨折，其后部的棘上、棘间韧带、关节突关节囊受到牵张应力而断裂，上位椎体向前下方移位，引起半脱位，甚至双侧关节突跳跃脱位，但椎体后侧皮质并未压缩断裂。活动范围较大的下颈椎和胸腰椎结合部最为多见。

2. 脊柱旋转型损伤

脊柱遭受屈曲和旋转的双重暴力，椎体、小关节和椎弓骨折移位，小关节突可以交锁，韧带可能断裂。

3. 过伸型损伤

当患者从高处仰面摔下，背部或腰部撞木架等物体，被冲击的部位形成杠杆支点，两端继续运动，使脊柱骤然过伸，这造成前纵韧带断裂，椎体前下或前上缘撕脱骨折，上位椎体向后移位，棘突相互挤压而断裂。另外，骑车摔倒头面部触地或急刹车乘客头面部撞击挡风玻璃或椅背，使颈椎过度伸展也可致前纵韧带断裂、上位椎体向后移位等类似损伤。

4. 伸展旋转型骨折

脊柱受过度后伸的暴力，前纵韧带断裂，椎间盘前方增宽或带有小骨片撕脱，椎弓及附件亦可骨折。

5. 垂直压缩型损伤

高处掉落的物体纵向打击头顶，或跳水时头顶垂直撞击地面，以及人从高处坠落臀部触地，均可使椎体受到椎间盘挤压而发生粉碎性骨折，骨折块向四周“爆裂”移位，尤其是椎体后侧皮质断裂骨块突入椎管造成椎管变形、脊髓损伤。

6. 侧屈型损伤

高处坠落时一侧臀部触地，或因重物压砸使躯干向一侧弯曲，而发生椎体侧方楔形压缩骨折，其对侧受到牵张应力，引起神经根或马尾神经牵拉性损伤。

7. 屈曲旋转型损伤

脊柱受到屈曲和向一侧旋转的两种复合暴力作用，造成棘上、棘间韧带牵拉损伤，旋转轴对侧的小关节囊撕裂、关节突关节脱位，椎管变形，脊髓受压。

8. 水平剪力型损伤

水平剪力型损伤又称安全带型损伤，多属屈曲分离型剪力损伤。高速行驶的汽车在撞车瞬间患者下半身被安全带固定，躯干上部由于惯性而急剧前移，以前柱为枢纽，后柱、中柱受到牵张力而破裂张开，造成经棘上棘间韧带—后纵铺带—椎间盘水平断裂，或经棘突—椎板—椎体水平骨折，往往移位较大脊髓损伤多见。

9. 撕脱型损伤

由于肌肉急骤而不协调收缩，造成棘突或横突撕脱性骨折，脊柱的稳定性不受破坏，骨折移位往往较小。

（二）临床分型

胸腰椎损伤的分类目的是为选择合适的治疗方法，估计其预后。因此，任何分类均应包括临床、病理和损伤机制。目前，胸腰椎骨折的分类方法很多，但均不够完善。

1. 根据损伤后脊柱的稳定性分类

三柱学说认为，脊椎稳定性的关键是中柱的完整性。按照 Denis 的意见分类。

（1）稳定性损伤。

1）所有的附件骨折，如横突骨折、关节突骨折、棘突骨折等。

2）椎体轻或中等程度的压缩性骨折。

（2）不稳定性骨折。

Ⅰ度：在生理负荷下可能发生脊柱弯曲或成角者均属于机械性不稳定，包括严重的压缩骨折和安全带骨折。

Ⅱ度：未复位的爆裂骨折继发的晚期神经损伤。

Ⅲ度：骨折脱位和严重爆裂骨折合并有神经损伤者。

2. 根据损伤机制分类

（1）屈曲压缩骨折：临床最常见压缩骨折以椎体上终板受累多见，下终板较少累及。Ferguson 根据稳定性不同将屈曲压缩骨折分为 3 型。

Ⅰ型：为单纯椎体前方楔形压缩，压缩不超过 50%，中柱与后柱完好。

Ⅱ型：为椎体楔形压缩伴后柱韧带复合体破坏，并有棘突间距增宽、关节突骨折或半脱位，前柱、后柱损伤，中柱完好。

Ⅲ型：为椎体压缩，椎体后上缘骨折，骨折片突入椎管，前、中、后柱均损伤，一般无神经症状。

（2）爆裂型损伤：此型为压缩骨折的一种特殊形式，是 CT 应用于临床后才被逐渐认识的。其最显著的特点是中柱损伤。伤椎前、中柱均崩塌，椎体后壁高度降低，骨块向四周分散，椎弓根距离增大，椎体后壁骨折片连同椎间盘椎织突入椎管，常压迫硬膜囊。多发于胸腰结合部。Alias 根据 CT 图像上椎体矢状骨折、附件骨折、椎弓根间距、椎体前缘椎变程度、椎管狭窄范围及是否合并其他部位脊椎骨折，将脊椎爆裂性骨折分为 5 个主要类型。

A 型：椎体上下终板骨折，椎体呈一致性压缩，椎体后缘突入椎管，常见于腰椎。

B 型：椎体上半部压缩椎变并向后突出，椎板下终板完整。此型最多，以胸腰段常见。

C 型：椎体下半部压缩楔变并向后突出，椎板上终板完整。此型较少见。

D 型：骨折的椎体发生旋转、脱位，表现为后柱骨折。

E 型：又称侧屈型，发生于腰椎侧屈时，轴线压缩力引起前中柱单侧受累。骨折的椎体呈明显侧方楔变。当后柱受累时，可有单侧小关节脱位，不稳定。常伴有神经症状。

（3）安全带型损伤：又称屈曲牵开型损伤。常见于乘坐高速汽车腰系安全带，在撞车的瞬间，患者躯体上部因惯性继续快速前移并前屈，以前柱为枢纽，中柱、后柱受到牵张力而破裂张开。此即为Chance骨折。折线横行经过伤椎棘突、椎板、椎弓根和椎体，折线后方裂开。另外，如暴力经过韧带结构，亦可造成棘上、棘间韧带和横韧带断裂，关节突分离，椎间盘后部破裂。

（4）骨折脱位型：在各种暴力的共同作用下，脊柱产生骨折并伴有脱位或半脱位。前、中、后柱常同时受损，后果严重。根据致伤外力不同，又可分为4个亚型。

1）屈曲旋转型：较常见，前纵韧带及骨膜可从椎体前缘剥离，前柱受到压力与旋转力，中柱与后柱受到牵张与旋转力，常导致关节突骨折、椎体间脱位或半脱位。下一椎体的上缘常有薄骨折片随上椎体向前移位，前纵韧带从下椎体前面剥离，后纵韧带亦常破裂，椎体后方骨折片可进入椎管。极不稳定，几乎均伴有脊髓或马尾神经损伤，常发生进行性畸形加重。

2）剪力型脱位：又称平移性损伤。椎体可向前、后或侧方移位。常因过伸使前纵韧带断裂，椎间盘前方撕裂，发生脱位而无明显椎体骨折。移位超过25%则脊椎的所有韧带均断裂。常有硬脊膜撕裂和瘫痪。

3）牵拉屈曲型：在安全带型的基础上，发生椎体间脱位或半脱位，可有单纯韧带损伤及合并撕脱骨折两类。

4）牵拉伸展型：脊柱受到伸展拉力，前柱张力性断裂，后柱压缩。

（三）诊断要点

1. 外伤史

任何由高处坠下、重物落砸、车祸撞击、崩塌事故等均有发生脊柱损伤的可能，应详细了解暴力作用过程和部位，受伤时的姿势及搬运情况。在颅脑外伤、醉酒意识不清时，应特别注意排除颈椎损伤。

2. 临床表现

伤后脊柱疼痛及活动障碍为主要症状。额面部皮肤擦伤或挫伤，提示颈椎过伸性损伤。沿脊柱中线自上而下逐个按压棘突，寻找压痛点，发现棘突后突，表明椎体压缩或骨折脱位；棘突周围软组织肿胀、皮下瘀血，说明韧带肌肉断裂；棘突间距增大，说明椎骨脱位或棘间韧带断裂；棘突排列不在一条直线上，表明脊柱有旋转或侧方移位。当椎体只有轻微压缩骨折时，疼痛及功能障碍多不明显，应注意不要漏诊。对任何脊柱损伤患者，均应进行详细的神经系统检查，以排除是否伴有脊髓损伤。

3. 影像学检查

（1）X线检查：利用X线片进行测量，对胸腰椎骨折和移位的诊断尤其重要。如椎体楔形变的测量、椎体旋转的测量、椎体骨折的测量、脊柱稳定性的测量。对确定脊柱损伤的部位、类型和程度，以及在指导治疗方面具有极为重要的价值，是诊断脊柱损伤的首选方法。任何脊柱损伤均应摄正侧位X线片，或加照斜位片。阅读X线片时，应明确以下内容：骨折或脱位的部位和类型；椎体压缩、前后左右移位、成角和旋转畸形及其程度；椎管管径改变；棘突间距增大及椎板、关节突、横突、棘突骨折，及其程度；判断陈旧性损伤有无不稳定，应拍摄损伤节段的前屈、后伸侧位片。

（2）CT 扫描：CT 主要优点是对组织分辨能力强，能清楚地显示椎体、椎骨附件和椎管等结构复杂的解剖关系和骨折移位情况，其突出的优点是不受自身阴影重叠及周围软组织掩盖影响，且对软组织具有很高的分辨率。但如果 CT 扫描层面间距过大，可遗漏病变区域。另外，不能发现多节段损伤也是其缺陷。

（3）MRI：具有多平面成像及很高的软组织分辨力，能非常明确地显示脊髓和椎旁软组织是否损伤及损伤的具体细节，是脊髓损伤最有效的影像学检查手段。可通过观察脊髓内部信号改变和椎管内其他结构的创伤情况，来判断脊髓损伤程度，对制订治疗方案、推测预后有较大的指导意义。

4. 电生理及诱发电位检查

包括肌电图和体感诱发电位（CSEP）检查等。能确定脊髓损伤的严重程度，帮助预测功能恢复情况，并对脊柱脊髓手术起到监护脊髓功能的作用。当伤后仍有或伤后不久就出现体感诱发电位者，其恢复的可能性较大，而且体感诱发电位的改善往往先于临床体征。如伤后体感诱发电位完全消失，多预示脊髓的完全性损伤。

电生理检查（CSEP）检查作为反映脊髓活性的电生理指标，已广泛用于早期判断脊髓损伤后的脊髓功能状态及其预后。

5. 脊柱损伤程度及稳定性的判断

根据损伤后脊柱的稳定程度分为稳定性损伤与不稳定性损伤。无论是搬运或脊柱活动，骨折无移位趋向者，称为稳定性损伤，如单纯椎体压缩性骨折不超过 1/3，单纯横突棘突骨折等。在严重外力作用下，除椎体、附件骨折外，还常伴有韧带、椎间盘损伤，使脊柱的稳定因素大部分被破坏，而在搬运中易发生移位，损伤脊髓或马尾神经，称为不稳定性损伤，如骨折脱位、椎体爆裂性骨折、压缩性骨折超过 1/2 者，故均属不稳定性损伤。

临床上脊柱骨折的不稳定可分为 3 度：Ⅰ度为机械性不稳定，如前柱与后柱受累或中柱与后柱受累，可逐渐发生后凸畸形；Ⅱ度为神经性不稳定，由于中柱受累，椎体进一步塌陷而椎管狭窄，使无神经症状者发生神经损害；Ⅲ度为兼有机械及神经不稳定，多为三柱损伤，如骨折脱位等。根据脊柱骨折分类判断脊柱稳定性和根据影像学检查，明确脊髓有无受压及受压部位，是制订治疗方案的主要依据。

参考文献

[1] 张志兰，杨万章 . 中医妇科常见病外治良方 [M]. 南昌：江西科学技术出版社，1995.

[2] 周艳艳 . 中医妇科学 [M]. 山西：山西科学技术出版社，2020.

[3] 黎小斌，李丽芸 . 妇科病效验秘方 [M]. 北京：化工业出版社，2011.

[4] 吴昆仑 . 妇科病临证医案 300 例 [M]. 上海：上海浦江教育出版社有限公司，2015.

[5] 孙治安 . 中医外科学 [M]. 北京：军事医学科学出版社，2013.

[6] 王平，吉恩鹏 . 常见病中医外治法 [M]. 天津：天津科学技术出版社，2000.

[7] 徐小云 . 外科临证心悟 [M]. 北京：人民卫出版社，2019.

[8] 李延保 . 中医外科古方锦集 [M]. 兰州：兰州大学出版社，2018.

[9] 柏连松 . 海派中医夏氏外科 [M]. 上海：上海科学技术出版社，2010.

[10] 李声国 . 戴义龙 . 骨伤中草药使用图册 [M]. 福州：福建科学技术出版社，2018.

[11] 李玄 . 中医骨伤科诊治要诀 [M]. 太原：山西科学技术出版社，2000.

[12] 王和鸣 . 中医骨伤科学基础 [M]. 北京：中国中医药出版社，2009.

[13] 刘焕发 . 中医骨伤科临床诊疗技术 [M]. 西安：西安交通大学出版社，2015.

[14] 陈中定 . 中医骨伤实训教程 [M]. 北京：化学工业出版社，2016.

[15] 黎小斌，李丽芸 . 妇科病效验秘方 [M]. 北京：化工业出版社，2011.

[16] 叶敏，朱鸿秋 . 川派中医妇科名家从脏腑论治妇科病之探析 [J]. 四川中医，2020，38.

[17] 罗颂平 . 中医妇科学研究现状与展望 [J]. 环球中医药，2010，5.

[18] 罗磊 . 中医妇科治病有优势 [J]. 家庭中医药，2012，19.

[19] 史德举 . 中药熏洗疗法在骨科各类创伤性疾病中的应用研究 [J]. 中医临床研究，2016，8

[20] 吕伟明，沈鸿辉 . 中医骨科综合治疗骨伤后期肢体肿胀的效果 [J]. 中外医学研究，2019，26.

[21] 远利锋 . 应用中医活血止痛汤治疗骨折术后肢体肿胀疼痛的治疗效果研究 [J]. 北方药学，2019，4.

[22] 刘慧 . 中医康复治疗老年骨性关节炎临床效果探析 [J]. 影像研究与医学应用，2017，18.